优胜美地瑜伽系列

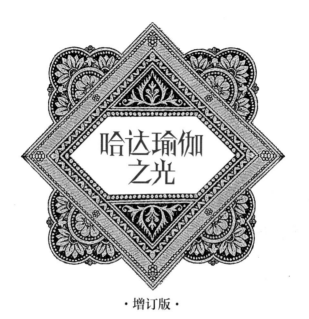

哈达瑜伽之光

·增订版·

【印】斯瓦特玛拉摩/著
【印】G. S. 萨海　苏尼尔·夏尔马/英译并注释
王志成　灵海/译　汪　瀰/校

四川人民出版社

图书在版编目（CIP）数据

哈达瑜伽之光（增订版）/（印）斯瓦特玛拉摩著；（印）G. S. 萨海，（印）苏尼尔·夏尔马英译、注释；王志成，灵海译. —4 版（增订版）. —成都：四川人民出版社，2018.11
（瑜伽文库）
ISBN 978－7－220－10806－8

Ⅰ. ①哈… Ⅱ. ①斯… ②G… ③苏… ④王… ⑤灵… Ⅲ. ①瑜伽－基本知识 Ⅳ. ①R793.51

中国版本图书馆 CIP 数据核字（2018）第 112712 号

HADAYUJIA ZHIGUANG
哈达瑜伽之光（增订版）
［印］斯瓦特玛拉摩 著
［印］萨 海 苏尼尔·夏尔马 英译并注释
王志成 灵 海 译 汪 瀰 校

责任编辑	何朝霞 吴焕姣
封面设计	肖 洁
版式设计	戴雨虹
责任校对	徐 英
责任印制	王 俊
出版发行	四川人民出版社（成都槐树街 2 号）
网 址	http://www.scpph.com
E-mail	scrmcbs@sina.com
新浪微博	@四川人民出版社官博
发行部业务电话	（028）86259624 86259453
防盗版举报电话	（028）86259624
照 排	四川胜翔数码印务设计有限公司
印 刷	成都东江印务有限公司
成品尺寸	130mm×185mm
印 张	11.25
字 数	200 千
版 次	2018 年 11 月第 4 版
印 次	2018 年 11 月第 1 次印刷
书 号	ISBN 978－7－220－10806－8
定 价	46.00 元

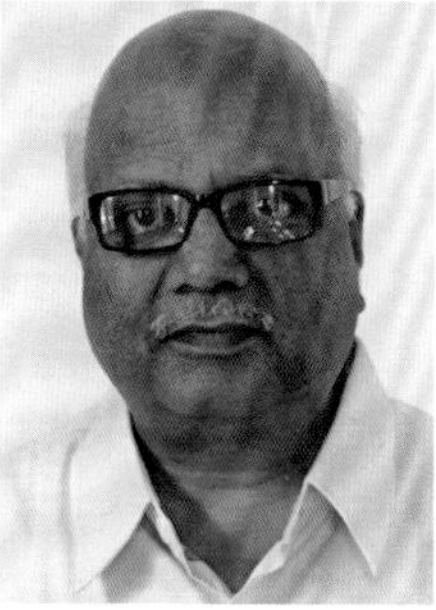

G. S. 萨海（G.S. Sahay）

1951年7月出生于印度。1976年进入世界最为著名的瑜伽研究机构——印度凯瓦拉亚答玛瑜伽研究所（Kaivalyadhama Institute of Yoga, Lonavla）从事瑜伽研究，是该院著名的瑜伽专家、“弥曼差-瑜伽”项目的负责人和总编辑。萨海教授一直从事瑜伽研究和研究生教学，教授印度哲学、钵颠阇利《瑜伽经》以及其他各派传统瑜伽，致力于用现代简明、精确的方式传授瑜伽。

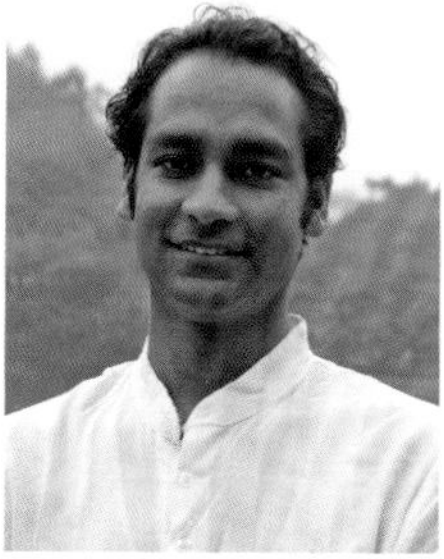

苏尼尔·夏尔马（Sunil Sharma）

印度执业瑜伽教练。曾在印度凯瓦拉亚答玛瑜伽研究所接受过科学、严格的瑜伽训练，拥有印度国家教育研究和培训委员会颁发的瑜伽教育和瑜伽培训的学位和证书。夏尔马擅长瑜伽体位、呼吸和冥想、瑜伽疗法等实践教学，尤长于瑜伽心理学教学。

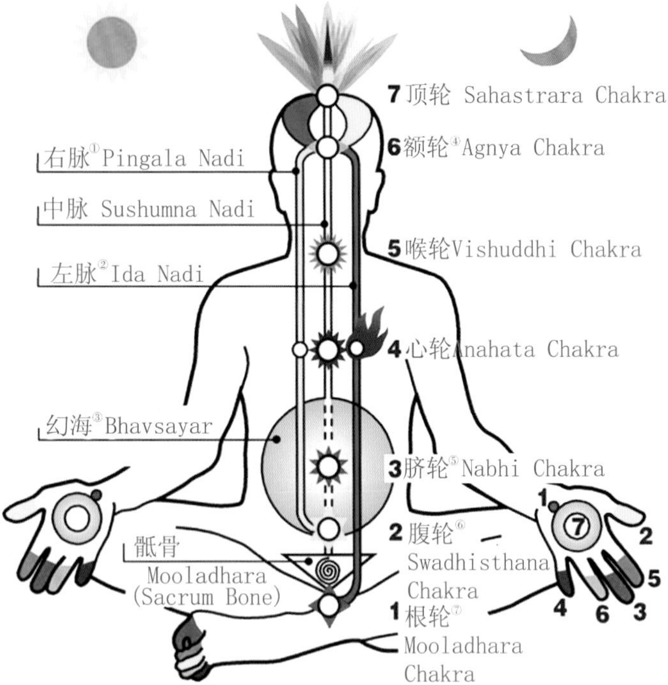

人体精微能量系统图

①又称太阳脉。②又称月脉。③又称空。④又称眉间轮。⑤又称太阳能。⑥又称生殖轮。⑦又称海底轮。

"瑜伽文库"总序

古人云：观乎天文，以察时变；观乎人文，以化成天下。人之为人，其要旨皆在契入此间天人之化机，助成参赞化育之奇功。在恒道中悟变道，在变道中参常则，"人"与"天"相资为用，相机而行。时时损益且鼎革之。此存"文化"演变之大义。

中华文明源远流长，含摄深广，在悠悠之历史长河，不断摄入其他文明的诸多资源，并将其融会贯通，从而返本开新、发闳扬光，所有异质元素，俱成为中华文明不可分割的组成部分。古有印度佛教文明的传入，并实现了中国化，成为华夏文明整体的一个有机部分。近代以降，西学东渐，一俟传入，也同样融筑为我们文明的固有部分，唯其过程尚在持续之中。尤其是20世纪初，马克思主义传入中国，并迅速实现中国化，推进了中国社会的巨大变革……

任何一种文化的传入，最基础的工作就是该文化的经典文本之传入。因为不同文化往往是基于不同的语言，故文本传入就意味着文本的翻译。没有文本之翻译，文化的传入就难以为继，无法真正兑现为精神之力。佛教在中国的扎根，需要很多因缘，而前后持续近千年的佛经翻译具有特别重要的意义。没有佛经的翻译，佛教在中国的传播就几乎不可想象。

随着中国经济、文化之发展，随着中国全面参与到人类共同体之中，中国越来越需要了解更多的其他文化，需要一种与时俱进的文化心量与文化态度，这种态度必含有一种开放的历史态度、现实态度和面向未来的态度。

人们曾注意到，在公元前8—前2世纪，在地球不同区域都出现过人类智慧大爆发，这一时期通常被称为“轴心时代”。这一时期所形成的文明影响了之后人类社会2000余年，并继续影响着我们生活的方方面面。随着人文主义、新技术的发展，随着全球化的推进，人们开始意识到我们正进入“第二轴心时代”（the Second Axial Age）。但对于我们是否已经完全进入一个新的时代，学者们持有不同的意见。英国著名思想家凯伦·阿姆斯特朗（Karen Armstrong）认为，我们正进入第二轴心时代，但我们还没有形成第二轴心时代的价值观，我们还需要依赖第一轴心时代之精神遗产。全球化给我们带来诸多便利，但也带来很多矛盾和张力，甚至冲突。这些冲突一时难以化解，故此，我们还需要继续消化轴心时代的精神财富。在这一意义上，我们需要在新的处境下重新审视轴心文明丰富的精神遗产。此一行动，必是富有意义的，也是刻不容缓的。

在这一崭新的背景之下，我们从一个中国人的角度理解到：第一，中国古典时期的轴心文明，是地球上曾经出现的全球范围的轴心文明的一个有机组成部分；第二，历史上的轴心文明相对独立，缺乏彼此的互动与交融；第三，在全球化视域下不同文明之间的彼此互动与融合必会加强和加深；第四，第二轴心时代文明不可能凭空出现，而必具备历史之继承和发展性，并在诸文明的互动和交融中发生质的突破和提升。这种提升之结果，很可能就构成了第二轴心时代文明之重要资源与有机部分。

简言之，由于我们尚处在第二轴心文明的萌发期和创造期，一切都还显得幽暗和不确定。从中国人的角度看，我们可以来一次更大的觉醒，主动地为新文明的发展提供自己的劳作，贡献自己的理解。考虑到我们自身的特点，我们认为，极有必要继续引进和吸收印度正统的瑜伽文化和吠檀多典籍，并努力在引进的基础上，与中国固有的传统文化，甚至与尚在涌动之中的当下文化彼此互勘、参照和接轨，努力让印度的古老文化可以服务于中国当代的新文化建设，并最终可以服务于人类第二轴心时代文明之发展，此所谓"同归而殊途，一致而百虑"。基于这样朴素的认识，我们希望在这些方面做一些翻译、注释和研究工作，出版瑜伽文化和吠檀多典籍就是其中的一部分。这就是我们组织出版这套《瑜伽文库》的初衷。

由于我们经验不足，只能在实践中不断累积行动智慧，以慢慢推进这项工作。所以，我们希望得到社会各界和各方朋友的支持，并期待与各界朋友有不同形式的合作与互动。

“瑜伽文库”编委会

2013 年 5 月

目　录

导　论

一、瑜伽与瑜伽的概念

（一）瑜伽是什么

瑜伽这一术语源于梵文动词词根 yuj。这个动词有两种含义：

（1） yuj samadhau，即整合；

（2） yuj samyoge，即联结。

瑜伽的这两种含义在有关瑜伽的古典著作中得到了应用。迄今为止，所有瑜伽著作和瑜伽流派都已经一致地接受了瑜伽这一术语的含义。当帕坦伽利（Patanjali）首次将瑜伽训练系统化的时候，他似乎是在“整合”的含义上使用了瑜伽这一术语。《帕坦伽利的瑜伽经》的第一个评论者曾在其评论中写道：*Yogah Samadhih*。即瑜伽就是三摩地。帕坦伽利并不赞成“yuj”的另一种含义，即“联结”。这主要是因为，帕坦伽利的哲学是基于数论的形而上学。数论派相信，普鲁沙（Purusha，即原人）与原质（Prakriti）是分离的，而普鲁沙则错误地把自己认同为原质。类似地，帕坦伽利认为，目击者

(Drashta) 与目击对象 (Drishya) 是分离的，但目击者却把自己认同为目击对象。这样，这“两者”之间的分离就被认为是瑜伽。

我们在《薄伽梵歌》中也发现了瑜伽作为分离的含义。它写道：*Duhkha samyoga viyogo yoga ucyate*。即从与痛苦的联结中分离出来就叫做瑜伽。这也是基于数论派哲学的。数论派哲学认为，所有种类的痛苦和不幸都产生于普鲁沙与原质的错误同一。因此，从痛苦中分离出来，就意味着从原质中分离出来。

但是，另有一些瑜伽著作者们则认为词根“yuj”的含义是联结。这并不意味着他们拒斥词根“yuj”作为整合的含义，但他们认为 yuj 要达成的最高目的是联结。而哈达瑜伽学派试图在下述意义上理解这一词根的含义：*Samyogo yoga ityukto jivatma paramatmanoh* (*yoga vasishtha*)，即个体自我和至上自我的联结就是瑜伽。(《瓦希斯塔瑜伽》) 因此，古代的瑜伽著作者们是在这两种含义上使用“瑜伽”一词的。

(二)“瑜伽”一词的语境意义

我们发现，在各种印度经典和瑜伽学派的各种不同语境中都在使用瑜伽这个术语，在《薄伽梵歌》中，瑜伽一词就在不同意义上得到应用。《薄伽梵歌》的每一章都用某种瑜伽来命名，如“*Arjuna vishada yoga*”(“阿周那忧伤瑜伽”)。这里所用的瑜伽一词，其意思就是联结，它意指“忧愁与阿周那的联结”。在这里，瑜伽一词与“三摩地”无关，而在实际上，“三摩地”是瑜伽的主要内容。

我们在《薄伽梵歌》中也发现了关于瑜伽的各种定义，例如“行动瑜伽”（瑜伽是行动的技巧）。在这里，行动的技巧意味着成就瑜伽，即“三摩地”。

《薄伽梵歌》还把瑜伽一词用于“瑜伽是消除所有痛苦的一种方法”这一含义。因此，通常有着“三摩地”含义的瑜伽，就被冠以诸如“业”、“巴克提（奉爱）”、“智慧”等前缀词。在所有这些情况下，前缀词代表着手段或方法，意思是“通过业（熟练的行动）、通过巴克提（奉爱）或者通过智慧（知识）的瑜伽（三摩地）”。

（三）有代表性的经典或著作中的瑜伽概念

有关瑜伽最成体系的著作是帕坦伽利的《瑜伽经》。帕坦伽利把瑜伽定义为“控制心的意识波动”。（《瑜伽经》I/2）“也是引导人们抵达三摩地的那种状态”。

毫无疑问，瑜伽是“控制心的意识波动”这一含义已经被瑜伽界所接受。也许还有其他各种不同的方法，但是，所有的方法都必须有助于控制心意的活动。人们通常都是自己心意的奴隶。瑜伽是一种方法。通过瑜伽这一方法，人们能够让心意成为自己的奴隶。这是帕坦伽利《瑜伽经》告诉我们的。

（四）基于构成成分/效果而发展起来的瑜伽概念

我们发现，基于瑜伽的构成成分/效果来理解瑜伽在当代更加流行。在瑜伽练习课程中，体位法和调息法占有最为重要的地位。瑜伽被理解为一种体形练习的方法，它可以增加身体的忍耐力和柔韧性。与帕坦伽利的瑜伽相比，这些瑜伽体系更加重视哈达瑜伽。然而，这类体系是在非常有限的意义上来理解哈达瑜伽的。

另外还有一些人把冥想（dhyana，禅那）置于重要的地位。他们认为，瑜伽提供了一种非常强大的冥想方法/技巧，这些方法/技巧可以从多方面提高练习者的行为水平。他们认为，其重要性只是针对心意而言的。

另有一些人认为，瑜伽的价值观和人性比身体力量更重要。他们认为，“禁制（yama）”和“劝制（niyama）”是最为重要的，因为它们是行为的基本标准。这些人相信，无论人们的文化、宗教、信仰、种姓、信条或者民族是什么，瑜伽的这些“禁制”和“劝制”都毫无疑问地会引导人们更加完美。

还有一些人认为应从治疗的角度来看瑜伽的重要性，认为瑜伽练习非常适宜用来治疗各种慢性病，其治疗的潜力也为科学所确立。

所以，我们发现，在现代社会盛行着对瑜伽各种不同的理解。瑜伽科学研究的先驱、凯瓦拉亚答玛瑜伽研究所（Kaivalyadhama Institute of Yoga）的创立者斯瓦米·库瓦拉雅南达吉（Swami Kuvalayanandaji），曾明确提出过一段完美的陈述，要求人们对瑜伽涵盖的所有方面作综合的理解。他说："瑜伽有关于人类的完整信息。它有关于人体的信息，有关于人心的信息，也有关于人的灵性的信息……"

我们认为，这一关于瑜伽的论述是十分完美的，是直截了当的，是明确无误的，也是非常明白的。

可以把所有重要的瑜伽学派分为两大类：

第一类是薄瓦那瑜伽（Bhavana yoga）。这类瑜伽着重培养心意对世界的客观对象的正确态度。其主要的瑜伽学派包括：智慧瑜伽、虔信瑜伽和行动瑜伽。

第二类是普拉纳-商雅玛瑜伽（Prana Samyama yoga）。这类瑜伽的重点在于：为了控制心意而控制呼吸。其主要的瑜伽学派包括：曼陀罗瑜伽、哈达瑜伽、拉亚瑜伽和胜王瑜伽。

二、哈达瑜伽及其传统

（一）哈达瑜伽是什么

上述两大类瑜伽都能够有益地用来快速地成就瑜伽，即达到瑜伽的目标。

因此可以说，哈达瑜伽是与控制生命气（Prana Vayu，生命能量）有关的一种瑜伽，它能够通过控制呼吸来达到控制生命气的目的。

在现代社会，人们错误地把哈达瑜伽翻译成身体瑜伽(Physical yoga),这使人们错误地认为哈达瑜伽是为了身体的瑜伽。但是,关于哈达瑜伽的正确理解是"通过控制生命气或者呼吸的瑜伽"。"哈(Ha)"代表"太阳"、"右脉"、"热原则"或"右鼻腔"。"达(Tha)"代表"月亮"、"左脉"、"冷原则"或"左鼻腔"。我们全部的个性品质都要受到我们呼吸方式的引导。

本书 II/2 明确宣称:呼吸与心意的运行有着直接的关系。

精神的状况会直接反映在我们的呼吸模式上,反之亦然。

哈达瑜伽认为,人的寿命与呼吸的总次数之间存在一定的关系。每个人具有的确定数量的呼吸次数,就是他寿命的限度,而非他生存的年数,这就是为什么在某个人去世时我们会说"他咽下了最后一口气"的原因。

我们计算一下,如果我们每分钟呼吸 15 次,每天呼吸的总次数就是 21600 次〔15 次×60 分(1 小时)=900 次;900 次×24 小时(一天)=21600 次〕。

快速的消耗(呼吸次数)将会缩减寿命。相反,减缓消耗(呼吸次数)就会延长寿命。但是,减缓消耗必须是自主的行为,而不是被迫的非自主的行为。

(二)瑜伽文本和它们的传统

我们选择出来翻译介绍的瑜伽文本是《哈达瑜伽之光》。

但是，尽管它是哈达瑜伽文本，但所有的瑜伽文本从未探讨和陈述过一致的主题。瑜伽文本陈述上的这种差异，很可能是因为它们所属的或者所遵循的传统不同。

根据探讨的主题和内容，所有的瑜伽文本可以概括地划分为两个传统。这两个传统是：

（1）婆罗门传统或者吠陀传统，即吠陀曼陀罗信徒的传统。在当代背景下，这一传统意指承认吠陀经典的真实可靠性。因此，他们也相信种姓划分和生命阶段即瓦尔纳和阿夏尔玛，信仰吠陀曼陀罗，在不同的仪式中使用吠陀曼陀罗，在瑜伽练习中也使用吠陀曼陀罗。

（2）非婆罗门传统或者非吠陀传统。在这里，这一术语被限制在这一理解上：即婆罗门信仰不被认为是瑜伽练习的本质构成部分。

还可以把婆罗门传统或者吠陀传统进一步分为主要的两类：

（1）帕坦伽利的瑜伽和传统。帕坦伽利的《瑜伽经》主要是一部正统的印度哲学著作，它在根本上是属于婆罗门传统的。这类瑜伽文本的特征是，曼陀罗在各种不同瑜伽实践中都有应用。帕坦伽利的《瑜伽经》和它的评注被归入这类瑜伽文本。《布瑞哈德一尤吉一雅伽瓦克雅》（*Brihad Yogi Yajnavalkya*）也是同类瑜伽文本。

（2）哈达瑜伽的传统。在众多的哈达瑜伽文本中，我们发现有两个传统类型，即婆罗门传统和非婆罗门传统。诸如《瓦希斯塔本集》(*Vasishtha Samhita*)、《雅伽瓦卡亚瑜伽》(*Yoga Yajnavalkya*)、《高拉夏夏塔卡姆》(*Gorakshashatakam*)、《格兰达本集》(*Gheranda Samhita*)等等，都属于婆罗门传统，因为它们有着某一共同的特征。上面列出的这些文本，还可以进一步划分为受到帕坦伽利影响的著作和未受帕坦伽利影响的著作。《瓦希斯塔本集》和《雅伽瓦卡亚瑜伽》是受到帕坦伽利影响的婆罗门传统的哈达瑜伽文本。《高拉夏夏塔卡姆》和《格兰达本集》是未受到帕坦伽利影响但也属于婆罗门传统的哈达瑜伽文本。事实上，它们之间的区别主要是，在帕坦伽利的影响下，《瓦希斯塔本集》和《雅伽瓦卡亚瑜伽》也描述了禁制和劝制；而《高拉夏夏塔卡姆》和《格兰达本集》却没有把禁制和劝制作为瑜伽的分支来论述，这就可以说，它们未受到帕坦伽利的影响。

与这些婆罗门传统的文本完全相区别，我们发现，还有一个文本，即《哈达瑜伽之光》，它既没有受到帕坦伽利的影响，也没有受到婆罗门传统的影响。在瑜伽练习中，它既没有谈论禁制和劝制，也没有规定要吟诵任何曼陀罗。下表可以很容易地理解瑜伽文本的传统：

- 瑜伽文本的传统
  - 婆罗门传统
    - 帕坦伽利瑜伽
      - 帕坦伽利《瑜伽经》及其评注
    - 哈达瑜伽
      - 受到帕坦伽利影响
        - 《瓦希斯塔本集》
        - 《雅伽瓦卡亚瑜伽》
      - 未受到帕坦伽利影响
        - 《高拉夏夏塔卡姆》
        - 《格兰达本集》
  - 非婆罗门传统
    - 哈达瑜伽
      - 《哈达瑜伽之光》

按照这一划分方式，我们可以得出可靠的结论：《哈达瑜伽之光》是一个非婆罗门传统的哈达瑜伽文本。

那些想要深入了解哈达瑜伽的人，可以参看下面的文献：

- *Gheranda Samhita* (By Gheranda, Pub. By Kaivalyadhama)
- *Siddhasidhantapaddhati* (By Goraksha, Ed. By Kalyani Malik, Pub. By Poona Oriental Book House, Pune)
- *Gorakshashatakam* (By Goraksha, Pub. By Kaivalyadhama)
- *Shiva Samhita* (Anonymous, Pub. By Kaivalyadhama)
- *Jyotsna on H. P.* (By Brahmananda, Pub. By Kaivalyadhama)

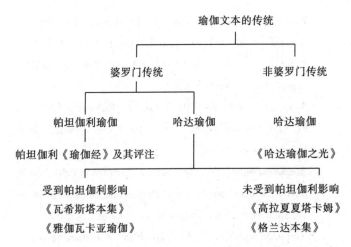

- *Yogashastra of Dattatreya* (by Dattatreya, Ed. By Dr. Avasthi, Pub. By Keshavananda Yoga Institute, Delhi)
- *Yogataravali* (Ed. By V. G. tulpule, Pub. By Shivaji-nagar, Sangli, Maharashtra)
- *Amaraughaprabodha* (By Goraksha [End part of SSP)], Ed. By Kalyani Malik, Pub. By Poona Oriental Book House, Pune)
- *Amanaskayoga* (Ed. By Yoganath Swami and Published By Siddha Sahitya Sanshodhana Prakashana Mandala, Sardar Patankar Bungalow, Karvey Road, Pune)
- *Gorakshapaddhati* (Ed. By Shri Mahidhara Sharma, Khemraj Shrikrishna das, Pub. By Sri Venkateshwara Press, Mumbai)
- *Hatharatnavali of Srinivasabhatta* (Ed. By Shri . M. V. Reddy,Secunderabad, A. P.)
- *Satkarmasangraha*(Pub. By Kaivalyadhama)
- *Shivasvarodaya*(Ed. By. Sri Ram Kumar Rai, Pub. By Prachya Prakashana, Varanasi)
- *Yoga Bijam* (Ed. Yogi Shanakaranath Naraharinath, Yoga Pracharini, Goraksha Tilla, Kashi)
- *Yoga Martanda* (By Goraksha [End part of SSP], Ed. By Kalyani Malik, Pub. By Poona Oriental Book House, Pune)
- *Yoga Rasayana* (By Brahmananda Swami, Nirnaya Sagar Press, Mumbai)

- *Yoga Vishaya*（Goraksha [End part of SSP]，Ed. By Kalyani Malik Pub. By，Poona Oriental Book House，Pune）
- *Yogayajnavalkya*（Ed. P. C. Divanji，Pub. By Royal Asiatic Society，Mumbai）
- *Vasishtha Samhita*（Ed. Kaivalyadhama）
- *Amaraugha Shasanam*（Ed. Pt. Mukunda Rama Shastri，Pub. By Nirnaya Sagar Press，Mumbai）
- *Binduyoga*（Ed. Pt. Jvala Prasad Mishra，Pub. By Shrikrishnadas Publication，Mumbai）
- *Hatha Yoga Samhita*（Translator-Pt. Narayana Rao Agnihotri，Pub. By Bharat Dharma Press，Kashi）
- *Brihad Yoga Sopana*（Ed. Pt. Ram Naresh Mishra，Pub. By Khemraj Shreekrishna Das，l Mumbai）
- *Shatchakra Nirupanam*（Pub. By Vijnana Mandira Press，Rishikesha，Uttaranchala.
- *Kiran Commentary on P. Y. S.*（By Valabhachary）
- *Joga Pradipyaka*（By Jayyata Rama，Pub. By Kaivalyadhjama）
- *Yoga Ratna Pradipika*（By Yogishvara）
- *Kapala Kurantaka Yoga*（手稿）（藏于 Kaivalyadhama Library，来源不明，由某个 Kapala Kurantaka 瑜伽士所撰写，手稿不完整。里面有 107 个体位描述，并包含禁制、劝制和修行小屋等内容）
- *Ashtanga Yoga Nirupanam-Sanatkumar Kathitam*（手稿）
- *Yogarnava*

- *Hatha Sanketa Chandrika*
- *Yoga Sara Sangrahah*(Ed. By Pawan Kumari)
- *Yoga Tantram*
- *Yoga Siddhanta Chandrika*(Narayana Tirtha)
- *Hindi Yogasana Mala*
- *Charanadasa's Ashtanga Yoga* (Part of Bhakti Sagar)

三、《哈达瑜伽之光》

(一)《哈达瑜伽之光》的重要性

在众多的哈达瑜伽文本中，《哈达瑜伽之光》处于顶峰位置。为了证明和理解这一文本为什么是最重要的，我们可以列举这一文本的一些特征。

(1) 斯瓦特玛拉摩 (Svatmarama) 把哈达瑜伽分为四支或四个组成部分。它们分别是：体位法 (Asana)、住气法 (Kumbhaka)、身印 (Mudra) 和谛听秘音(Nadanusandhana)。这一划分简洁明了，而有些哈达文本把哈达瑜伽分为六支（如《高拉夏夏塔卡姆》）甚至更多。斯瓦特玛拉摩不仅论述了四个部分，而且还清楚地阐明了这四个部分彼此之间的连续关系。(《哈达瑜伽之光》I/57)

(2) 正如“哈达瑜伽”这一名称本身所暗示的，它是“通过哈达的瑜伽”。哈达的意思是控制或平衡“哈”和“达”。众所周知，“哈”代表右脉或右鼻腔，“达”

代表左脉或左鼻腔。通过详细说明极其重视“哈”和“达”的八种不同的连结式住气法及其导致的自发式住气法（《哈达瑜伽之光》II/71），斯瓦特玛拉摩适宜地证明了这一文本的标题的正当性。在任何其他哈达瑜伽的文本中，我们没有发现对这一技巧如此清楚明白的说明。

（3）在《哈达瑜伽之光》中，斯瓦特玛拉摩反复提醒我们：练习哈达瑜伽的目标应该是达到胜王瑜伽（《哈达瑜伽之光》I/1，II76，IV/79）。这就暗示出，甚至在斯瓦特玛拉摩所处的那个时代，人们练习哈达瑜伽的目的也是为了身体。实际上，这一练习风气受到了斯瓦特玛拉摩的批评。他说：“他们（哈达瑜伽练习者）只不过是哈达卡米（Hathakarmin）。”① 他告诉我们，哈达瑜伽的最高价值是成就胜王瑜伽。

（4）斯瓦特玛拉摩试图在摩尼（Muni）传统和瑜伽士（Yogi）传统这两者之间进行综合。在体位法部分，斯瓦特玛拉摩说，他在这里描述的是摩尼传统和瑜伽士传统都同意使用的体位（《哈达瑜伽之光》I/18）。在这里，他没有谈及摩尼传统使用了哪些体位。斯瓦特玛拉摩提及了《瓦希斯塔瑜伽》，但在这方面他再没有肯定什么。

（5）斯瓦特玛拉摩对“做什么和不做什么”的描述

---

① 意即只是表演哈达瑜伽的人。——译者注

(《哈达瑜伽之光》I/15，16)是他非常重要的贡献。人们常说，哈达瑜伽不关心禁制和劝制。我们相信，尽管他没有提及禁制和劝制这两个词，但通过论及做什么和不做什么，斯瓦特玛拉摩让瑜伽练习者们明白，为了成功获得瑜伽的最后成就，就必须要遵守某些行为准则。不仅如此，斯瓦特玛拉摩还明确地警告那些渴求者，要远离异性(《哈达瑜伽之光》I/61)，他甚至使用了“梵行具足”一词(《哈达瑜伽之光》I/56)。这是《哈达瑜伽之光》最重要的特征之一。

(6)《哈达瑜伽之光》另一个重要的特征是，这本著作可能是唯一一部关注世俗技巧的哈达瑜伽著作。在瑜伽技巧的陈述中，它似乎有意识地保留了世俗的技巧，特别是住气法的技术。几乎所有的瑜伽文本，在描述技巧时，都运用了某个种子曼陀罗或者唵(AUM)，而斯瓦特玛拉摩在调息法的练习中甚至没有谈及或者暗示这样的应用。也许，这就是为什么《哈达瑜伽之光》成为最受印度人和非印度人喜爱的哈达瑜伽文本的原因。

(7)众多的瑜伽文本都特别重视节食(Mitahara)。节食意指控制饮食。在瑜伽著作中，它意味着依照瑜伽标准来均衡饮食。现代营养学家也提出了要依照人体结构，如身高和体重以及工作的性质来均衡饮食。这可以包括素食、非素食或者这两者的结合，因为要维持健康，就要提供必要数量的蛋白质、维生素、脂肪、碳水化合物等。但是瑜伽谈论节食，考虑的是练习的需要，以及食物的选择不得违背瑜伽标准。这是我们在瑜伽文本中发现的节食概念，而斯瓦特玛拉摩对此概念作了详细的描述。

（8）斯瓦特玛拉摩的另一个贡献是，他把谛听秘音作为哈达瑜伽一个独立分支。在其他哈达瑜伽著作中，我们没有发现谛听秘音具有这种独立的地位。甚至《格兰达本集》（V/ 73，74 ）也没有给予谛听秘音以独立的地位，而是放在了嗡声住气法（V/73－77）这一分支中。在《哈达瑜伽之光》中，谛听秘音不仅作为哈达瑜伽的第四个分支得到了描述，而且还被认为是拉亚（深定）所有方法中最好的方法。（IV/66）

（9）最后一点，也是非常重要的一点，是关于《哈达瑜伽之光》第五章是否真实可靠的争论。从内容这一角度看，凯瓦拉亚答玛瑜伽研究所出版的《哈达瑜伽之光》的这一章有着巨大的价值。它讲述了瑜伽疗法的某些基本进路，可以进一步详细阐述和扩展开来，使瑜伽在康复领域得到更加广泛的应用。

（二）文本的篇幅

在凯瓦拉亚答玛瑜伽研究所出版《哈达瑜伽之光》之前，关于文本的范围没有任何争论。每一个版本都只包括四章。这一文本合乎逻辑地结束了关于哈达瑜伽所有四个分支的讨论。正如斯瓦特玛拉摩自己在第四章的结尾处所提及的那样，这一文本是完整的。

但是，在详细检查了《哈达瑜伽之光》超过100个手稿之后，凯瓦拉亚答玛瑜伽研究所的研究者们发现了包括第五章的手稿。这个发现令人振奋，特别是因为这一章（第五章）致力于阐述瑜伽疗法的某些基本原则。在这一版本出版期间，瑜伽作为对治愈人类疾病可供选择的安慰之法得以推广和普及。这一版本是支持这一宣称最适当、最重要的文献证明。这样，由凯瓦拉亚答玛瑜伽研究所出版的《哈达瑜伽之光》就包括了论述瑜伽疗法的第五章。

但是，这并没有结束关于该书文本篇幅的争论。甚至包括五章的《哈达瑜伽之光》的编辑者们也注意到了一个包括十章的《哈达瑜伽之光》文本。他们写道："在《高拉夏悉檀塔－桑格拉哈》（*Gorakshasiddhanta Sangraha*）文本中，提及了一个篇幅多达十章的《哈达瑜伽之光》的文本。"（参见凯瓦拉亚答玛瑜伽研究所出版的《哈达瑜伽之光》导论，第XXII页）。

这一包括十章的《哈达瑜伽之光》也重见天日——印度的罗那拉（Lonavla）瑜伽院出版了这一版本的《哈达瑜伽之光》。

大约在20年前，在焦特布尔（Jodhapur）的玛哈拉吉（Maharaja）图书馆发现了《哈达瑜伽之光》的一部手稿。这部手稿的全称是：《悉檀塔－姆克塔瓦利的哈达瑜伽之光》（*Hathayogapradipika of Siddhanta*

Muktavali）。值得注意的是，这部手稿仅有六章，但包括了 1500 多节。迄今为止，所有已经出版的《哈达瑜伽之光》的版本（包括含有十章的那个版本在内），最多也只有 600 节。凯瓦拉亚答玛瑜伽研究所出版的版本包括 409 节。

这部手稿另一个重要的特点是，它描述了超过 100 种体位。这一版本还没有出版。对这一手稿更多副本的搜寻将形成一个评注版。我们希望，这一版本将是《哈达瑜伽之光》最终篇幅的版本。

但是，关于《哈达瑜伽之光》的篇幅，婆罗门南达（Brahmananda）在其关于《哈达瑜伽之光》这部重要著作的梵文评注即《乔斯那》（*Jyotsna*）中，却提出了极为不同的看法。根据他的看法，只有他评注的那些章节，才是由斯瓦特玛拉摩撰写的原始章节。所有以《哈达瑜伽之光》之名流行但他没有评注的其他章节，都是由后人添写进去的。婆罗门南达的这一陈述，排除了《哈达瑜伽之光》有 600 节或者 1500 节的可能性。婆罗门南达仅仅评注了《哈达瑜伽之光》的四章。这样，关于凯瓦拉亚答玛瑜伽研究所出版的《哈达瑜伽之光》第五章的真实性，并没有得到婆罗门南达的确认。

因此，在所有关于《哈达瑜伽之光》篇幅的讨论之后，在说明了不同的观点、阐明了各种信息之后，现在，作为本书的翻译者，我们强烈认可由马德拉斯的阿迪亚（Adyar）出版社出版的这一真实可靠的《哈达瑜伽之光》版本，并选择这一只包括四章的同一版本进行研究。

（三）《哈达瑜伽之光》的写作年代和作者

要确定《哈达瑜伽之光》的写作年代是困难的。然而，凯瓦拉亚答玛瑜伽研究所的编辑已经给出了它的年代：在 14 世纪到 16 世纪之间。其逻辑如下：

（1）斯瓦特玛拉摩曾提到一位瑜伽成就者尼亚那塔（Nityanatha）的名字，这就暗示我们，斯瓦特玛拉摩毫无疑问是在尼亚那塔之后的年代写作的。

（2）尼亚那塔写过一本著作，叫做《罗萨罗塔－萨缪查雅》（*Rasaratna Samuccaya*）。

（3）根据罗易（P. C. Roy）博士（《印度化学史》卷一）的研究，《罗萨罗塔－萨缪查雅》写于公元 1300 年。

（4）因此，《哈达瑜伽之光》一定是在公元 1300 年之后写成的。

这一证据确定了这部著作成稿的最早年代。迄今为止，有关这部著作最晚的年代，可引证下列证据：

（1）《悉塔曼尼瑜伽》（*Yoga Cintamani*）的作者希瓦南达·斯拉斯瓦提（Shivananda Sarasvati）曾在他的书中引证过《哈达瑜伽之光》的一些章节。

（2）这就说明，《哈达瑜伽之光》一定是在《悉塔曼尼瑜伽》之前写成的。

（3）根据室利·P. K. 哥德（Shri P. K. Gode）的研究，《悉塔曼尼瑜伽》写于公元1500～1860年之间。

（4）而且，在加尔各答国家图书馆藏有一份《哈达瑜伽之光》手稿（编号：TH 321），其上标注的年代是公元1629年。

（5）因此，我们可以有把握地说，《哈达瑜伽之光》最晚的成稿年代不超过公元1629年。

根据以上推论，凯瓦拉亚答玛瑜伽研究所的编辑者们认为，《哈达瑜伽之光》的成稿年代在公元1350～1550年之间。（欲知细节，请参见凯瓦拉亚答玛瑜伽研究所出版的《哈达瑜伽之光》第XXII－XXIII页）

瑜伽的著作者们很少在他们自己所写的著作文本中提供关于他们自己的任何细节。这可能是因为梵文作者的一般传统：他们很少提供关于他们的年代、家庭等信息。对这一传统，斯瓦特玛拉摩也不例外。

通过《哈达瑜伽之光》文本以及它的版本记录"*itisahajanandasantanacintamani svatmaramayogindra viracitayam*…"，我们可以知道：

（1）斯瓦特玛拉摩的全名是斯瓦特玛拉摩·瑜金德拉（Svatmarama Yogindra）。

（2）他是萨哈伽南达（Sahajananda）的后代。这位萨哈伽南达可能是他的父亲，或者也可能是他的古鲁（《哈达瑜伽之光》I/2）。

斯瓦特玛拉摩是一位那塔传统（Natha）的追随者，

他非常尊崇那塔信仰（《哈达瑜伽之光》I/4）。他是哈达瑜伽练习的坚定信仰者。他相信哈达瑜伽具有超凡的力量（《哈达瑜伽之光》I/9）。

对于哈达瑜伽的练习者斯瓦特玛拉摩来讲，哈达瑜伽具有至上的重要性。因此，对于他来说，也许那些致力于讲述仪式和故事的经典是次要的。（《哈达瑜伽之光》IV/35）

另外，斯瓦特玛拉摩似乎对于《瓦希斯塔瑜伽精要》以及“罗摩”怀有巨大的崇敬，因为他从这个特别的文本中引用了一节文字即《哈达瑜伽之光》IV/ 58。他在描述体位时不止一次提到他所描述的体位是摩尼和瑜伽士传统都接受的体位。这进一步支持了这一观点。在这个文本中，他明确提到了摩尼瓦希斯塔（Vasishtha Muni）的名字。

我们发现，他还在两处提到毗湿奴：“*tad vishnoh paramam pada*（那是毗湿奴的至上居所）。”（《哈达瑜伽之光》III/109 ，IV/100）这就说明，斯瓦特玛拉摩可能也是一位毗湿奴的伟大信奉者。

（四）《哈达瑜伽之光》的要旨

根据斯瓦特玛拉摩，了解胜王瑜伽的概念非常重要。通常，这个词适用于帕坦伽利的瑜伽。于是，问题出现了：是不是哈达瑜伽导致了帕坦伽利的瑜伽？为了找出这个问题合乎逻辑的答案，我们首先要设法知道这两个瑜伽文本构想的胜王瑜伽的性质。

依据帕坦伽利，胜王瑜伽不过是三摩地。帕坦伽利本人没有使用“胜王瑜伽”这个词，但是其后的评注者们使用了这个词，并把它看做是帕坦伽利瑜伽的终极目标。因此，胜王瑜伽在本质上被理解为帕坦伽利的三摩地。

在《哈达瑜伽之光》中，斯瓦特玛拉摩已经明确地提到：哈达瑜伽的目的应是成就胜王瑜伽（《哈达瑜伽之光》I/1）。在第四章中，他列举了胜王瑜伽的各种同义词，其中，他提到，三摩地也是胜王瑜伽的一个同义词。

基于三摩地一词作为这两种瑜伽的终极目的的这一相似性，我们混淆了哈达瑜伽的目的和帕坦伽利瑜伽的目的。

我们不应忘记，为了成就三摩地，哈达瑜伽有它自己确定的技巧，而这些技巧不同于帕坦伽利描述的那些方法。根据《哈达瑜伽之光》，当瓦予（vayu，即生命气）开始通过中脉的时候，心意就达到了末那摩尼（Manonmani）状态，而末那摩尼是三摩地的一个同义词（《哈达瑜伽之光》II/42）。斯瓦特玛拉摩进一步写道，为了达到这一阶段，通晓住气法技巧的练习者们应练习各种各样的住气法（Kumbhakas）（《哈达瑜伽之光》II/43）。

但是，只有当经脉得到净化，住气或者正确的调节气息才是可能的（《哈达瑜伽之光》II/5）。

通过鼻腔交替调息（Nadishodhana）可以净化经脉（《哈达瑜伽之光》II/10）。因此，哈达瑜伽三摩地的进程是：

体位→节食（《哈达瑜伽之光》II/1）→鼻腔交替调息（经脉净化）→各种住气法→生命气进入中脉→末那摩尼（三摩地）

而帕坦伽利的瑜伽根本没有这一过程。在这里，胜王瑜伽一词应该依据哈达瑜伽的专著来理解，尤其是应根据《哈达瑜伽之光》而不是根据帕坦伽利来理解。

（五）哈达瑜伽的历史

从中衍生出现为当今世界所接受的各种体位的哈达瑜伽，最先出现在公元 9 世纪或 10 世纪。尽管它具有极为详尽、复杂的哲学基础，但在后古典时期，它只是一个有点激进的小宗派。事实上，在这一时期的某些印度教徒看来，哈达瑜伽简直就是异教，因为它专注于身体以及迷恋于魔法般的力量。哈达瑜伽的原则源于密宗，并且融入了佛教、炼金术以及希瓦派的某些要素。

在帕坦伽利时期，人们同时注重瑜伽的哲学和练习。但是，我们发现，在高罗克萨纳塔时代，瑜伽出现了不同的趋势。高罗克萨纳塔也被认为是这一叫做哈达瑜伽的新瑜伽系统的建立者。用帕坦伽利的术语来讲，比起精神方面，高罗克萨纳塔更重视瑜伽的身体方面。

然而，他们明确地宣称，控制心意是瑜伽的目的，通过各种身体的练习可以较好地、容易地获得成就。因此，在初期与心意练习更加有关的瑜伽，后来作为精神－身体练习的瑜伽不再流行。瑜伽的所有方法，可以是帕坦伽利的阿斯汤加（Ashtanga）瑜伽练习，也可以是哈达瑜伽练习，哈达瑜伽诸如体位、调息（住气）、收束法、洁净法、身印，也包括冥想，为精神的平衡或者个性的综合作出了贡献。另一个与哈达瑜伽练习有关的重要方面是，人们发现，对于治疗很多功能性疾病这种瑜伽高度有效。因此，在现代，它在治疗方面的作用得到了极大地促进。

就像密宗修炼者一样，哈达瑜伽士相信，生成的对立两极（男性对女性，热对冷，快乐对悲伤）产生痛苦，引发疾病和虚妄。哈达瑜伽这个特有的名称，是意指太阳的“哈”与意指月亮的“达”的综合体，表示了对立的统一。哈达也就意味着一种力量，或者坚决的努力。当然，“瑜伽”也就翻译成“轭”或者“联结在一起”。因此，哈达瑜伽意味着，采用多种力量、训练和努力将相反的力量统一在一起，并把身体与心灵结合在一起。对于哈达瑜伽练习者来说，其最大障碍包括贪婪、憎恨、虚妄、自私和依附。

与密宗修炼者不同，哈达瑜伽士对异性的对立统一较少兴趣，他们努力的目标，是把身体转变成精妙的神性身体，并因此获得觉悟。据说，转变了的身体不受疾病的侵扰，没有任何缺陷，永远年轻，并拥有超常的神奇力量（神通）。在哈达瑜伽出现之前，即使练习者希望实现这样的身体转变，但他们就不得不学习复杂的身体生理学，包括肌肉、器官、经脉（能量的通道）和组织的生理学，以及了解掌控着它们的诸神。在他们能够开始练习体位以及调息之前，哈达瑜伽士不得不举行各种强烈的净化仪式。正如那时候所有的瑜伽实践一样，瑜伽学生从他们的古鲁那里接受指导。

尽管在后古典时期，哈达瑜伽仍然是边缘宗派，但它还是产生了相当多的著述和手册。尽管哈达瑜伽传统肯定是非常古老的传统，因为我们在一个佛教文本《密集金刚坦陀罗》（*Guhyasamaatantra*）中读到，“yada na sddhyate bodhihath ayogena sadhayet”，意思是，如果菩提树是不成熟的，那么在哈达瑜伽的帮助下就能取得成功。据说，这本《密集金刚坦陀罗》是公元2世纪的著作。在一本由“不二一元论”的创立者商羯罗撰写的吠檀多著作《直接经验》（*Aparoksanubhuti*）中，也暗示过通过哈达瑜伽或在哈达瑜伽的帮助下可以臻达胜王瑜伽。所有这些证实了存在一个已经确立的理论，为了达致最高的目的，哈达瑜伽的练习高度有效。不幸的是，在高罗克萨纳塔撰写著作之前，我们没有关于瑜伽的任何系统文献。

最初的一本基本著作是由一位叫做高罗克萨纳塔的瑜伽士撰写的。通常人们把他看做是哈达瑜伽之父。如同早期的古鲁一样，高罗克萨纳塔是一位相当难以琢磨的人物。他很可能出身于旁遮普的一个织布工家庭，可能生活在公元 9 世纪或 10 世纪，尽管后来的哈达瑜伽文本也把他放在 12 世纪或 13 世纪。高罗克萨纳塔建立了瑜伽行者的纳塔派（Natha）。有些人认为，他是一位神奇的工匠、圣徒、值得崇敬的导师。他最早的著作《悉地一悉檀塔一帕德哈提》和《高拉夏夏塔卡姆》，介绍了几个重要的哈达瑜伽原理，包括“身体只是化身的一个级别”这样的观念。还有其他的五个原理，涉及从最粗糙的层面醒悟过来而到达最精微的层面。他还描述过九条能量通道（经脉）、三个目标以及瑜伽士注意力专注其上的十六个基质（脚踝、拇指、大腿和肚脐等等）。

瑜伽士斯瓦特玛拉摩，自称是纳塔派的信徒（即便他是在几个世纪以后才出生的）。大概在 14 世纪中期，他撰写了有关哈达瑜伽的第二部重要著作《哈达瑜伽之光》。尽管其本质上是非二元的，但斯瓦特玛拉摩的四支瑜伽之路唯一的目的，是通过练习哈达瑜伽获得三摩地。

也许关于哈达瑜伽最综合、最大众的著作是《希瓦本集》（*Shiva Samhita*）。这一本集可能成稿于后古典时期的末期、最晚在 18 世纪的初期。它强调，即便是一位普通的居士也能够练习瑜伽并且获益——这个观念可能震惊了早期的瑜伽支持者。《希瓦本集》概述了深奥的生理学的复杂性，列举了 84 种不同的体位，说明了五种具体的生命气，提供了调节生命气的清晰技巧。不幸的是，《希瓦本集》仅仅详细说明了四种体位法。同所有的哈达瑜伽哲学一样，《希瓦本集》也主张完成体位练习可以治愈瑜伽士的所有疾病，并赋予他神奇的超然之力。

四、本书各章节主要内容

第一章　体位法

节	内　　容
1	向室利·阿迪纳塔致敬，他教导了哈达瑜伽这门知识
2	向古鲁致敬
3	那时还有的其他瑜伽传统
4	从玛司延德拉尊者和高罗克萨尊者那里学习
5—9	各位瑜伽士
10	哈达瑜伽的重要性
11	保守秘密
12—14	练习瑜伽的理想之地
15—16	行为规范
17—18	对体位等的介绍
19	万字吉祥坐
20	牛面式
21	英雄坐

续表

节	内　　容
22	龟式
23	公鸡式
24	仰龟式（向上龟式）
25	弓式
26—27	扭转式
28—29	背部伸展式
30—31	孔雀式
32	摊尸式
33	希瓦列举了 84 种体位
34	四种最好的体位
35—36	至善坐
37	至善坐的同义词
38	至善坐
39	至善坐和经脉
40	继续描述至善坐
41	为了温曼尼的至善坐
42	伴随收束法的至善坐
43	伴随住气法的至善坐
44—49	莲花坐
50—52	狮子坐
53—54	蝴蝶坐
55	经脉的净化
56	获得成就的条件

续表

节	内　　容
57	练习哈达的顺序
58	饮食
59	食物类型
60	食物
61	更多的禁制以及高罗克萨尊者的规则
62—63	继续描述食物
64	继续描述规则
65	关于练习
66	成功不是因为穿着而是因为练习
67	哈达——通向胜王瑜伽的道路

第二章　调息法

节	内　　容
1	体式和饮食对调息的重要性
2	呼吸和心意
3	呼吸的运行
4—5	经脉净化
6	有规则地练习调息
7	莲花坐中的左右经脉净化调息法
8—10	左右经脉净化调息法
11	住气练习的频次
12	调息状态

续表

节	内　容
13	调息和汗液
14	调息阶段合适的饮食
15	呼吸练习是一个缓慢而渐进的过程
16—17	正确的调息消除疾病
18	推荐正确的练习
19—20	左右脉净化的效果
21	咳嗽和肥胖疾病的净化方法
22	六种净化法的名字
23	净化法的重要性
24—25	上腹腔洁净法
26	清胃法
27	大肠洁净法
28	大肠洁净法的效果
29	水洗大肠洁净法
30—31	鼻腔洁净法
32—33	凝视法
34—35	腹腔旋转法
36	头颅清明法
37	净化之后的调息练习
38	通过调息也可以消除不纯
39	调息法的荣耀
40	调息克服对死亡的恐惧
41	经脉净化和生命气贯通中脉

续表

节	内　　容
42	末那摩尼
43	住气的结果
44	八种住气法
45	为了住气练习的收束法
46	三个收束法的技术
47	下行气提升和上行气下降的效果
48—49	太阳脉贯穿法
50	太阳脉贯穿法的效果
51—53	乌加依住气法（喉式呼吸法），技巧和效果
54—56	嘶声住气法，技巧和效果
57—58	清凉住气法，技巧和效果
59—67	风箱式住气法，技术和效果
68	嗡声住气法
69	眩晕住气法
70	漂浮住气法
71	调息法的过程
72	连结式住气法和自发式住气法
73—74	赞颂自发式住气法
75	昆达里尼
76	胜王瑜伽和哈达瑜伽
77	胜王瑜伽
78	成就哈达瑜伽的征兆

第三章 身 印

节	内 容
1	昆达里尼支持所有的瑜伽练习
2	贯穿脉轮和脉结的昆达里尼觉醒
3	中脉
4	中脉的同义词
5	身印
6—9	十种身印
10—13	大身印
14—18	继续解说大身印
19—24	大收束法
25—31	大穿透印
32—42	逆舌身印
43	伴随母胎身印的逆舌身印
44—45	逆舌身印的效果
46—47	对喝神仙酒的解释
48	对吃“母牛”肉的解释
49	对神仙酒的解释
50—51	逆舌身印成就
52—53	逆舌身印的位置
54	逆舌身印——最重要的身印
55—60	收腹收束法
61—69	会阴收束法
70—75	收颌收束法

续表

节	内　　容
76	三种收束法是最好的收束法
77—81	逆作身印（倒箭式身印）
82—91	金刚力身印
92—95	俱生力身印
96—98	不老力身印
99	女性也可以练习金刚力身印
100	女瑜伽士
101	男性与金刚力身印
102	女性和逆舌身印
103	金刚力身印的效果
104	萨克提提升印
105	昆达里尼瑜伽
106—109	昆达里尼
110	关于金刚坐的坎达
111—115	昆达里尼
116—117	唤醒昆达里尼
118	昆达里尼之后的风箱式住气法
118—119	昆达里尼进入中脉
120—121	昆达里尼的效果
122	昆达里尼之后练习风箱式住气法
123	净化 72000 条经脉
124	练习时心意专注
125	练习希瓦身印会获得成就

续表

节	内　　容
126	胜王瑜伽之重要性
127	智者应练习与生命气以及与心意有关的练习
128	十种身印都具有能力
129	古鲁传授的传统身印知识
130	通过练习身印获得的超然之力

第四章　三摩地

节	内　　容
1	向希瓦致敬
2	三摩地
3—4	三摩地的同义词
5—7	三摩地
8	胜王瑜伽
9	自然状态
10	中脉
11	入定中的自然状态（三摩地）
12	业
13	不朽者
14	中脉
15	解脱
16	练习之地
17	时间

续表

节	内　　容
18	72000 条经脉
19	生命气和中脉
20	末那摩尼
21	气息与心意
22	习性与气息
23－24	关于呼吸的精神
25	感官
26	解脱
27	效果
28	宾度的稳定
29－34	拉亚
35－38	希瓦身印
39	温曼尼
40	圣传、密宗经典和吠陀经典
41	终极真理
42	何时冥想阿特曼
43－47	逆舌身印
48	图利亚
49－53	涉及瑜伽眠的逆舌身印
54－64	至上之态
65－66	谛听秘音
67－68	关闭双耳、双眼、鼻腔和口腔，谛听秘音
69	瑜伽四状态

续表

节	内　　容
70—71	最初状态
72—73	专注状态
74—75	受控状态
76—77	最终状态
78	拉亚瑜伽的喜乐
79	非致力于胜王瑜伽的人只是练习者
80	冥想眉心
81	三摩地中的快乐
82	专注在秘音上
83	15 天中秘音淹没了所有外在的声音
84	声音从大到小的练习进程
85—86	各种声音
87—89	声音
90	秘音中的心意，无欲
91	声音
92	心意平静
93	瑜伽王国
94	秘音抑制心意——拉亚
95	瑜伽士应该练习谛听秘音中
96	心意在梵中
97	蛇的比喻
98	秘音
99	鹿和弓箭手的比喻

续表

节	内　　容
100	毗湿奴——终极追求
101	至上之梵是无声的
102	秘音萨克提
103	通向胜王瑜伽的哈达和拉亚
104	通向温曼尼的塔瓦和哈达
105	心意和气息融入梵
106	温曼尼
107	瑜伽士解脱
108—109	三摩地的经验
110	心意的解脱
111—113	三摩地的经验
114	亲证才是根本

G. S. 萨海（G. S. Sahay）
S. 夏尔马（S. Sharma）
2011年4月于印度

哈达瑜伽之光
Hatha Yoga Pradipika

《哈达瑜伽之光》经文及注释

第一章 体位法

अथ प्रथमोपदेश:

atha prathamo' padeśaḥ

现在讲解第一章。

第 1 节

श्री आदिनाथाय नमोऽस्तु तस्मै येनोपदिष्टा हठयोगविद्या ।

विभ्राजते प्रोन्नतराजयोगमारोढुमिच्छोरधिरोहिणीव ।।१।।

Śrī ādināthāya namo' stu tasmai yenopadiṣṭā haṭhayogavidyā/

vibhrājate pronnatarājayogamāroḍhumicchoradhirohiṇīva//1//

向宇宙的第一个解释者和宇宙的主人室利·阿迪纳塔顶礼。他教导我们哈达瑜伽这门知识。对于那些渴望攀登上三摩地（Samadhi）或胜王瑜伽（Rajayoga）这一瑜伽之巅的人们来说，这门知识将照亮他们，成为他们抵达顶峰的梯子或垫脚石。

对于那些想要达到胜王瑜伽即三摩地的人们，哈达瑜伽就是梯子，这梯子可以帮助他们到达目的地。这节提醒我们，哈达瑜伽不仅是为了身体的成就，而且更是为了成就瑜伽的最高目的。那些把哈达瑜伽理解为体形瑜伽（Physical Yoga）的人误解了这门知识。实际上，哈达瑜伽并不是一种为了身体的瑜伽，而是一种通过身体的瑜伽。

第2节

प्रणम्य श्रीगुरुं नाथं स्वात्मारामेण योगिना।
केवलं राजयोगाय हठविद्योपदिश्यते ।।२।।

praṇamya śrīguruṃ nāthaṃ svātmārāmeṇa yoginā/
kevalaṃ rājayogāya haṭhavidyopadiśyate//I/2//

向尊敬的古鲁纳塔顶礼。瑜伽士斯瓦特玛拉摩教导哈达瑜伽这门知识，只是为了臻达胜王瑜伽。

这里，斯瓦特玛拉摩再一次明确地陈述了是纳塔古鲁（Natha Guru）教导了哈达瑜伽。人们相信，阿迪纳塔（Adinatha，即纳塔古鲁）是哈达瑜伽的第一位解释者。据说，这位阿迪纳塔也是印度的毁灭之神希瓦（Shiva，也译作湿婆）的一位化身。后来，高罗克萨尊者（Gorakshanath，也译作牧牛尊者）重述了哈达瑜伽的全部知识。人们认为，是高罗克萨尊者在印度重建了哈达瑜伽的荣耀。斯瓦特玛拉摩再一次确认了练习哈达瑜伽的目的仅仅是为了成就胜王瑜伽。

第3节

भ्रान्त्या बहुमतध्वान्ते राजयोगमजानताम् ।
हठप्रदीपिकां धत्ते स्वात्मारामः कृपाकरः ॥३॥

bhrāntyā bahumatadhvānte rājayogamajānatām/
haṭhapradīpikāṃ dhatte svātmārāmaḥ kṛpākaraḥ//I/3//

众多模糊的观点迷惑了人们，以致人们不能发现正确的道路。仁慈的斯瓦特玛拉摩（为了成就胜王瑜伽）为那些不了解胜王瑜伽的人们撰写了《哈达瑜伽之光》这本著作，阐明了哈达瑜伽。

在撰写《哈达瑜伽之光》的那个年代，各式各样的所谓古鲁混迹在社会上，他们试图让人们相信他们道路的可靠性。什么是正确的，什么是错误的，人们迷惑了。每个人都渴望三摩地，但人们被各种不同的意见弄得无所适从了。于是斯瓦特玛拉摩撰写了这部《哈达瑜伽之光》。他的陈述清楚明白，毫不含糊，因此令人高度信服。这部著作消除了在如何选择正确之路上的困惑。

第4节

हठविद्यां हि मत्स्येन्द्रगोरक्षाद्या विजानते ।
स्वात्मारामोऽथवा योगी जानीते तत्प्रसादतः ॥४॥

haṭhavidyāṃ hi matsyendragorakṣādyā vijānate/
svātmārāmo' thavā yogī jānīte tatprasādataḥ//I/4//

毫无疑问，玛司延德拉尊者、高罗克萨尊者等拥有完整的哈达瑜伽知识。凭着他们的恩典，瑜伽士斯瓦特玛拉摩通晓了这门知识。

在这里，斯瓦特玛拉摩交代了他的传承谱系。斯瓦特玛拉摩是（阿迪）纳塔派的后裔。据说，玛司延德拉尊者和高罗克萨尊者是纳塔派的开创者，斯瓦特玛拉摩是同一谱系中的瑜伽士。因此，由于诸位大师（古鲁）对他的恩典，哈达瑜伽的方法被启示给了他。

第5—8节

श्री आदिनाथमत्स्येन्द्र शाबरानन्द भैरवाः ।
चौरंगीमीनगोरक्षविरूपाक्ष बिलेशयाः ।।५।।
मंथानो भैरवो योगी सिद्धिबुद्धश्च कंथडिः ।
कोरंटकः सुरानन्दः सिद्धिपादश्च चर्पटिः ।।६।।
कानेरी पूज्यपादश्च नित्यनाथो निरञ्जनः ।
कपाली बिन्दुनाथश्च काकचण्डीश्वराह्वयः ।।७।।
अल्लामः प्रभुदेवश्च घोडाचोली च टिंटिणिः ।
भानुकी नारदेवश्च खंडः कापलिकस्तथा ।।८।।

śrīādinātha matsyendra śābarānanda bhairavāḥ/
cauraṅgīmīnagorakṣavirūpākṣabileśayāḥ//I/5//
manthāno bhairavoyogī siddhirbuddhaśca kanthaḍiḥ/
koraṇṭakaḥ surānandaḥ siddhipādaśca carpaṭiḥ//I/6//

kānerī pūjyapādaśca nityanātho nirañjanaḥ/
kapālī bindunāthaśca kākacaṇḍīśvarāhavayaḥ//I/7//
allāmaḥ prabhudevaśca ghoḍācolīca ṭiṇṭiṇiḥ/
bhānukī nāradevaśca khaṇḍaḥ kāpālikastathā//I/8//

［这些大师包括］室利·阿迪纳塔尊者、玛司延德拉尊者、萨巴罗尊者、阿南达哈罗瓦尊者、考朗吉尊者、弥纳尊者、高罗克萨尊者、维茹帕克萨尊者、毕勒萨亚尊者、曼塔纳尊者、贝罗瓦尊者、悉地尊者、佛陀尊者、坎塔迪尊者、考朗塔卡尊者、桑罗南达尊者、悉地帕达尊者、卡帕提尊者、卡内瑞尊者、普周阿帕达尊者、尼提亚那塔尊者、尼冉迦纳尊者、卡帕利尊者、彬顿纳塔尊者、卡卡克迪斯瓦罗尊者、阿拉玛尊者、帕布德瓦尊者、高达考利尊者、廷提尼尊者、巴奴基尊者、那罗德瓦尊者、卡尼达尊者、卡帕利卡尊者。

这里列举的尊者都是伟大的瑜伽士。这里列出他们的名号是为了向他们致敬，同时也是为了向所有伟大的瑜伽士们致敬。正是因为这些瑜伽士们持续不断地传授和传承瑜伽，这门知识才能传承到斯瓦特玛拉摩这里。

第9节

इत्यादयो महासिद्धा हठयोगप्रभावतः ।
खंडयित्वा कालदण्डं ब्रह्मांडे विचरंति ते ।।९।।

ityādayo mahāsiddhā haṭhayogaprabhāvataḥ/
khaṇḍayitvā kāladaṇḍaṃ brahmāṇḍe vicaranti te//I/9//

还有更多伟大的瑜伽成就者们，他们凭借哈达瑜伽，不受时间或死亡进程的限制，在宇宙中遨游。

这里，斯瓦特玛拉摩向我们展示了哈达瑜伽的荣耀。哈达瑜伽能使人们摆脱生死轮回（即征服时间）。那些伟大的瑜伽士们，他们不仅征服了死亡，他们还积极从事增进人类福祉和帮助人们达到目标的活动。

第10节

अशेषतापतप्तानां समाश्रयमठोहठः ।
अशेषयोगयुक्तानामाधारकमठो हठः ।।१०।।
aśeṣatāpataptānāṃ samāśrayamaṭho haṭhaḥ/
aśeṣayogayuktānāmādhārakamaṭho haṭhaḥ//I/10/

哈达瑜伽是那些受到无尽苦难折磨的人的庇护所；也是人们练习各种类型的瑜伽的基础。

哈达瑜伽有两个目的：一是消除痛苦；二是为所有类型的瑜伽提供基础。这一节说明了这一点。这就告诉我们，实际上，只有哈达瑜伽才是各种类型瑜伽的（基础）支撑。

第 11 节

हठविद्या परं गोप्या योगिनां सिद्धिमिच्छता।
भवेद्वीर्यवतीगुप्ता निर्वीर्या तु प्रकाशिता ।।११।।

haṭhavidyā paraṃ gopyā yogināṃ siddhimicchatām/
bhavedvīryavatī guptā nirvīryā tu prakāśitā//I/11//

瑜伽士应该小心地保守哈达瑜伽这门知识的秘密。守密，它有非凡的效果；泄密，效果全无。

本书及其他哈达瑜伽文本反复警告我们，如果向那些并不练习瑜伽或不配练习瑜伽的人泄露了瑜伽的知识，就会使瑜伽练习全无效果。这一点，很可能是考虑到完整的瑜伽练习要保持圣洁性。这也暗示了我们，瑜伽练习者只应小心地练习瑜伽。

第 12 节

सुराज्ये धार्मिके देशे सुभिक्षे निरुपद्रवे ।
धनुःप्रमाणपर्यन्तं शिलाग्निजलवर्जिते ।।
एकान्ते मठिकामध्ये स्थातव्यं हठयोगिना ।।१२।।

surājye dhārmike deśe subhikṣe nirupadrave/
dhanuḥ pramāṇaparyantaṃ śilāgnijalavarjite/
ekānte maṭhikāmadhye sthātavyaṃ haṭhayoginā//I/12//

哈达瑜伽练习者应在管理规范的地方建一所小屋，

那里人们各司其职，容易得到施舍，练习瑜伽不会受到任何干扰。小屋各个方向四肘尺距离的范围内没有石头、火或者水。瑜伽士要在这样一个孤僻之处练习瑜伽。

第13节

अल्पद्वारमरन्ध्रगर्तविवरं नात्युच्चनीचायतं
सम्यग्गोमयसान्द्रलिप्तममलं निःशेषजन्तूज्झितम् ।
बाह्ये मण्डपवेदिकूपरुचिरं प्राकार संवेष्टितं
प्रोक्तं योगमठस्य लक्षणमिदं सिद्धैर्हठाभ्यासिभिः ।।१३।।

alpadvāramarandhragartavivaraṃ nātyūccanīcāyatam/
samyaggomayasāndraliptamamalaṃ niḥśeṣajantūjjhitam/
bāhye maṇḍapavedikūparuciraṃ prākārasaṃveṣṭitam/
proktaṃ yogamaṭhasya lakṣaṇamidaṃ siddhairhaṭhābhyāsibhiḥ//I/13//

有造诣的瑜伽士、瑜伽练习者应该建造一间瑜伽小屋，小屋要有如下特征：应该有小门，不应该有任何的凹陷之处、洞或通道；既不要太高，也不要太低或者太宽；为了纯洁、干净，完全杜绝蚊虫之咬，小屋要适当地涂上潮湿的母牛粪；屋外要有一个漂亮的遮篷、一座祭坛、一口水井，还应有一围墙加以适当的保护。

这两节描述了为了成功地练习瑜伽所需的适宜的理想之地和理想的小屋。即必须要在有助于练习的地方和环境中练习哈达瑜伽。看起来理想的环境似乎对瑜伽练习是必要的。实际上，从精神的祥和及快乐的生活角度来看，以上描述的理想地方和理想小屋这些条件都是重要的。即便是在现代，为了快乐及祥和的生活，在选择一个理想的住所方面，我们也是非常小心、非常挑剔的。我们在购买公寓或住所时会非常关注它的地理位置。因此，不要认为这些条件太过古老而已经不合现代时宜了。

第 14 节

एवंविधे मठे स्थित्वा सर्वचिन्ताविवर्जितः ।
गुरूपदिष्टमार्गेण योगमेवसदाऽभ्यसेत् ।।१४।।

evaṃ vidhe maṭhe sthitvā sarvacintāvivarjitaḥ/
gurūpadiṣṭamārgeṇa yogameva sadābhyaset//I/14//

人们应根据古鲁教导的方法，住在前面描述过的可完全避免各种焦虑的小屋里，专心练习（哈达）瑜伽。

第 15 节

अत्याहारः प्रयासश्च प्रजल्पो नियमग्रहः ।
जनसंगश्च लौल्यं च षाड्भिर्योगो विनश्यति ।।१५।।

atyāhāraḥ prayāsaśca prajalpo niyamāgrahaḥ/
janasaṅgaśca laulyaṃ ca ṣaḍbhiryogo vinaśyati//I/15//

饮食过度、努力过度、说话过度、循规蹈矩（过度）、交往过度、心浮气躁——这六个因素妨碍瑜伽练

习，或者使之变得无效。

第16节

उत्साहात् साहसाद्धैर्यात् तत्त्वज्ञानाच्च निश्चयात् ।
जनसंगपरित्यागात्षड्भिर्योगः प्रसिद्ध्यति ।।१६।।
utsāhatsāhasāddhairyāttattvajñānācca niścayāt/
janasaṅgaparityāgāt ṣaḍbhiryogaḥ prasiddhyati//I/16//

热情、勇气、耐心、正知、果断以及弃绝过多的人际交往，这六个因素将成就瑜伽。

斯瓦特玛拉摩不仅关注描述哈达瑜伽的技巧，他还提供给我们一些成就瑜伽的实用的指导方针。他警告我们，为避免失败，某些事情不要去做。

人们常说，哈达瑜伽没有谈论禁制（Yamas）和劝制（Niyamas）。因此，人们错误地认为练习哈达瑜伽不需要遵守禁制所规定的行为准则。人们认为，借助哈达瑜伽的练习以及非常特别的体位法和调息法，练习者会自发地遵守禁制和劝制，因为体位和调息的练习塑造了他们，并使他们产生了遵守禁制和劝制的心态。有报道称，酗酒鬼和嗜烟者通过体位练习消除了他们的成瘾性习气。酒鬼逐渐戒掉了酒，烟鬼逐渐戒掉了烟。然而，作者认为，仅仅练习体位有可能会导致消除成瘾性习气之结果。人们必须知道，在体位教学时，瑜伽教练常会给出某些重要的指导，使得这种练习更为有效。教练会告知练习者此类习惯的不良影响。这会在练习者的心中起作用。想要保持健康并摆脱成瘾性习气的人们，就会逐渐戒掉这些成瘾性习气。因此，实际上，当他们戒掉这些成瘾性习气时，不仅仅是练习体位瑜伽的结果，也是瑜伽教练指导的结果，这些指导要求他们遵守某种特别的行为准则，而这一准则在其心灵深处发生了作用。这些指导实际上就是禁制和劝制。练习者会一生遵循这些禁制和劝制，甚至帕坦伽利也是如此。但这绝不意味着，只有在完全掌握了禁制和劝制之后，人们才应开始体位练习。如果是这样，就没有人可以进入体位练习了，特别是在现代。帕坦伽利也认为，开始练习瑜伽时应尽力遵守禁制和劝制。哈达瑜伽似乎也持同样的观点。

没有受到帕坦伽利影响的哈达瑜伽著作者们，他们确实没有把禁制和劝制作为哈达瑜伽的分支。但这不应被解释为他们不重视禁制和劝制。虽然《哈达瑜伽之光》没有谈论禁制和劝制，但它对贞守或独身表达了极大的敬意。本书有两处提到把贞守作为成就瑜伽练习的重要条件（《哈达瑜伽之光》I /57，III/117）。还有一处（《哈达瑜伽之光》I/61）作者明确提到，瑜伽修习者要远离异性，并引用高罗克萨尊者的观点来支持这一陈述。这不过证实了哈达瑜伽士（Hathayogin）关于约束和控制自身的明确的观点。因为即便是在哈达瑜伽中，没有约束也不能获得瑜伽的成功。

帕坦伽利列举的劝制部分，似乎近似于瑜伽练习的方法和态度。帕坦伽利描述的方法和态度是：洁净（Shaucha）、满足（Santosha）、苦行（Tapas）、研读（Svadhyaya）以及敬神（Ishavara Pranidhana）。在《瑜伽经》的另一处，帕坦伽利阐明，如果人们较长时间的练习（Dirghakala）、连续的练习（Nairantarya）、带着谦卑接纳态度的练习（Satkarasevita），那么，瑜伽的练习就会稳固。这里再一次提醒我们应该采取何种方法和态度来练习瑜伽。

当斯瓦特玛拉摩指出在成就瑜伽的道路上该做什么、不做什么，或者告诉我们什么是有益的因素、什么是障碍性因素时，他就已经注意到了禁制和劝制。他教导我们，要反复灌输这些有益于瑜伽成功的品质；并警告我们，要小心避免那些对瑜伽成功有害之事物。

第 17 节

हठस्य प्रथमाङ्गत्वादासनं पूर्वमुच्यते ।
कुर्यात्तदासनं स्थैर्यमारोग्यं चांगलाधवम् ।।१७।।

haṭhasya prathamāṅgatvādāsanaṃ pūrvamucyate/
kuryāttadāsanaṃ sthairyamārogyaṃ cāṅgalāghavam/I//17//

由于哈达瑜伽的起首部分是体位，所以首先描述体位。体位练习可以使肢体平衡、健康和柔软。

为了尝试给出体位的定义，有必要尽可能使概念清晰。瑜伽练习及特殊体位练习是复杂的练习。它包括一定的技巧，也包括获得成功的目的。就技巧而言，它包括特殊的身体条件，也包括有益的心理定势；它包括完成特殊的体位，也包括维持没有任何身体紧张的最终体位。假如练习瑜伽是为了更高的目的，而不仅仅是为了身体的成就，那么维持某一体位的时间根据特殊体位而有所不同。

然而，体位可从两个方面加以定义：身体的以及超越身体的。

现列表如下，以便更好地理解：

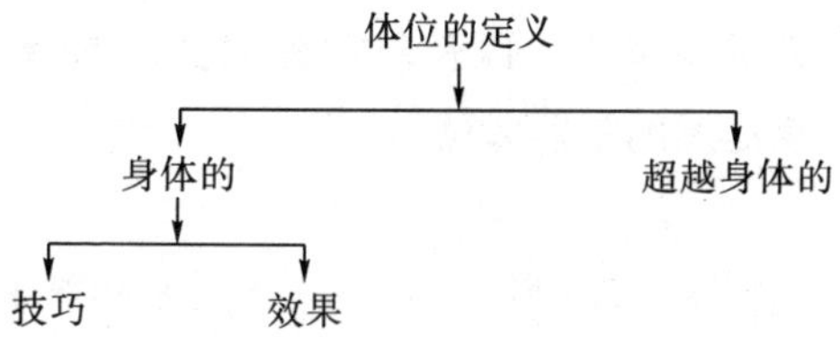

这里，斯瓦特玛拉摩给出的定义主要与体位的一般效果有关。这些效果与身体成就有关。这些效果还可以进一步作如下分类：

（1）身体效果。我们发现，体位的身体方面的效果反映在《哈达瑜伽之光》和《格兰达本集》的定义中。这些效果涉及身体的柔软以及力量。

（2）心理效果。体位的精神效果更重要。心理稳定以及愉悦是体位练习效果中很重要的两个方面。体位的练习会随着身体一起带来心理稳定，也会带来愉悦感。

(3) 治疗效果。我们发现，有两个定义表明了体位的治疗性能：《哈达瑜伽之光》说，体位将带来健康(arogyam)；《高拉夏夏塔卡姆》则明确提出，体位的治疗价值是消除疾病(asanena rujo hanti)。

第18节

वसिष्ठाद्यैश्च मुनिभिर्मत्स्येन्द्राद्यैश्च योगिभिः ।
अंगीकृतान्यासनानि कथ्यन्ते कानिचिन्मया ।।१८।।

vasiṣṭhādyaiśca munibhirmatsyendrādyaiśca yogibhiḥ/
aṅgīkṛtānyāsanāni kathyante kānicinmayā//I/18//

瓦斯希塔等圣人，以及玛司延德拉尊者等瑜伽士，都认可了我描述的某些体位。

在斯瓦特玛拉摩时代，摩尼(圣人)传统和瑜伽士传统对体位的定义似乎有明确的区分。斯瓦特玛拉摩则信任建立在这两个传统之间的一种理解。也许，这就是为什么他选出的是那些被这两个传统都认可和接受的体位之原因。然而，不能说摩尼传统的体位就是瑜伽士传统的体位。斯瓦特玛拉摩也没有用这种方式认为二者之间没有区别。我们没有任何其他的文本能够进一步澄清这一点，我们在其他文本中也不能发现这种陈述。

第19节

जानूर्वोरन्तरे सम्यक्कृत्वा पादतले उभे ।
ऋजुकायः समासीनः स्वस्तिकं तत्प्रचक्षते ।।१९।।

jānūrvorantare samyakkṛtvā pādatale ubhe/
ṛjukāyaḥ samāsīnaḥ svāstikaṃ tat pracakṣate//I/19//

双脚脚掌插入大腿和膝关节之间，脊柱挺直地坐正。据说这就是万字吉祥坐（svastikasana，简称吉祥坐）。

很难说为什么这个体位叫万字吉祥坐，但传统上就是把这一技巧叫做万字吉祥坐。可能是因为万字（Svastika）应该是所有障碍的移除者，并且会带来财富。因此，斯瓦特玛拉摩首先选择这一体位加以描述。（见图1）

在传统上，万字吉祥坐被认为是有益于更高级的瑜伽练习如调息和冥想的体位。在《雅伽瓦卡亚瑜伽》（*Yoga Yajnavalkya*，III/3—5）、《格兰达本集》（II/13）和《瓦希斯塔本集》（*Vasistha Samhita*，I/68）中都可以发现对这一体位的描述。《雅伽瓦卡亚瑜伽》描述过两种万字吉祥坐式，其中一种类似于《哈达瑜伽之光》所描述的坐式，另一种坐式是把脚跟放在会阴两侧。（如果双脚脚跟交叉，就类似于《哈达瑜伽之光》

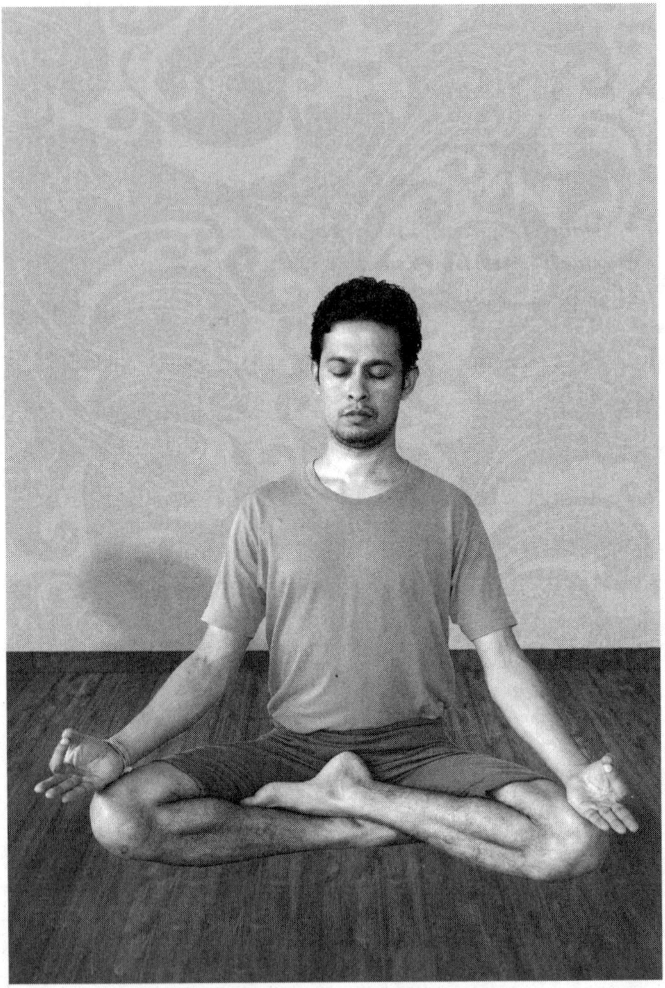

图 1. 万字吉祥坐（Svastikasana）

I/50 中狮子坐体位中双腿的放置位置。如果双脚脚跟分别放置在会阴之侧，这一体位就类似于龟式中双腿的放置位置。）我们在《瓦希斯塔本集》（I/69）中也发现了这第二种体位。

第 20 节

सव्ये दक्षिणगुल्फं तु पृष्ठपार्श्वे नियोजयेत् ।
दक्षिणेऽपि तथा सव्यं गोमुखं गोमुखाकृति ।।२०।।

savye dakṣiṇagulphaṃ tu pṛṣṭha pārśve niyojayet/
dakṣiṇe'pi tathā savyaṃ gomukhaṃ gomukhākṛti//I/20//

右脚踝关节正确地向左靠近臀部，左脚踝关节向右靠近臀部。这就是牛面式（*gomukhasana*），看起来就像牛的脸。

毋庸置疑，在这一体位中，双腿膝盖会叠置起来。《瑜伽—雅伽瓦克雅》（III/56）、《格兰达本集》（II/16）和《瓦希斯塔本集》（I/70）也描述过这一体位。（见图2）这个文本中描述的这一技巧，只包含了腿的位置，没有描述手的位置。传统上，一只手掌放在膝盖上，另一只手掌叠放在前一只手掌上。卡瓦拉亚答玛瑜伽研究院推荐的是把手掌放在脚底，即右手掌放在左脚底，左手掌放在右脚底。这就像是牛的耳朵。这一体位有助于保持脊柱挺直。

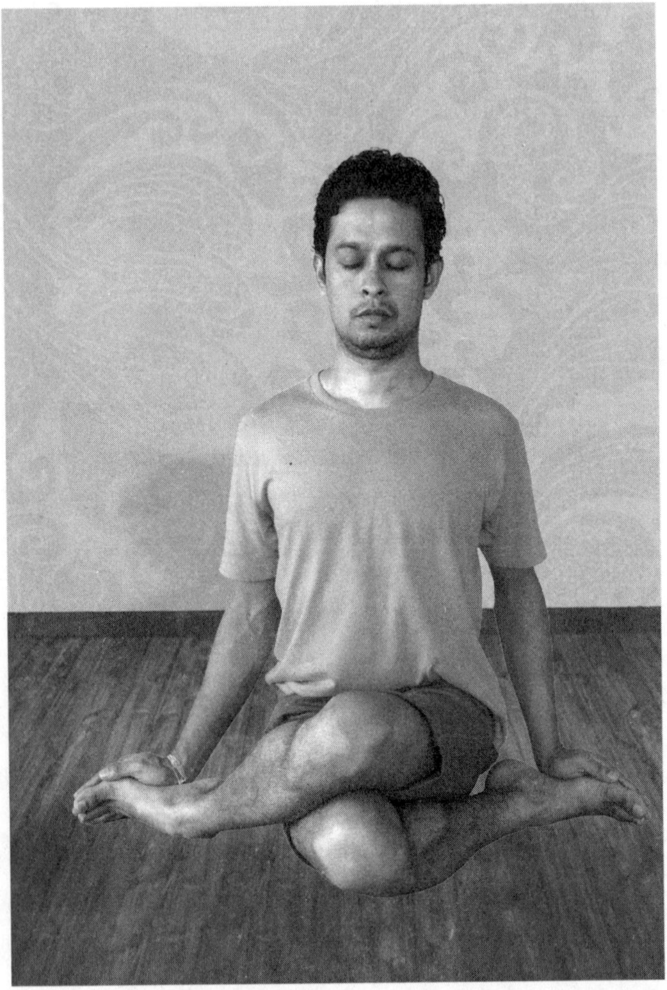

图 2. 牛面式（Gomukhasana）

有各种各样的牛面式可供参考使用。有一种叫做收束牛面式（Bandha Gomukhsasana）：保持牛面式中双腿的位置，右手从上绕到背部、手掌后部放在脊柱的中间，左手从下绕到背部向上抓住右手手指。然后，左右手互换。这一体位对驼背和脊柱前弯症有帮助。

在《阿希布达尼亚本集》（*Ahirbudhnya Samhita*）中，还有一种对双手位置的不同安排。根据这一文本，双手要绕过背从背面抓住各自对应的脚趾。

第21节

एकं पादं तथैकस्मिन् विन्यसेदूरुणि स्थिरम् ।
इतरस्मिंस्तथा चोरुं वीरासनमितीरितम् ।।२१।।

ekaṃ pādamathaikasmin vinyasedūruṇī sthiram/
itarasminstathā coruṃ vīrāsanamitīritam//I/21//

右脚一动不动地放在左大腿上，左腿向后弯曲。这就是英雄坐（Virasana）。（见图 3）

要探明为什么这一体位叫英雄坐很困难。传统上，半莲花坐（Ardha Padmasana）这一名字更加流行。人们建议，那些做不了莲花坐的人可以练习这一体位，即把一只脚放在对侧的大腿上（下），而不是双脚同时相互放在对侧大腿上。这一体位有助于肌肉适应于维持双腿放在对侧的大腿上的。

图 3. 英雄坐 (Virasana)

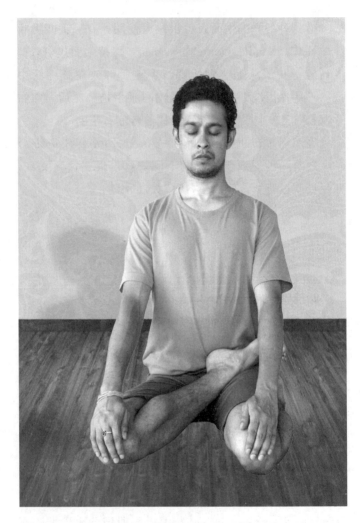

第 22 节

गुदं निरुद्ध्य गुल्फाभ्यां व्युत्क्रमेण समाहितः ।
कूर्मासनं भवेदेतदिति योगविदो विदुः ।।२२।।

gudaṃ nirudhya gulphābhyāṃ vyutkrameṇa samāhitaḥ/
kūrmāsanaṃ bhavedetaditi yogavido viduḥ//I/22//

心意稳定，双脚脚跟相对，抵压肛门。知晓瑜伽者认为，这就是龟式（Kurmasana）。（见图 4）

“Kurma” 在英语中的意思就是乌龟。这是一个模仿乌龟的很特别的体位，所以被称为龟式。这一体位的最终姿势，从背后看，双腿就好像是乌龟腿。在这里，“samahita”（安然自若地，心意稳固）一词很重要。在这一体位的技巧中，我们也发现了对心的教导——心意稳定。尽管没有提到这一体位的练习效果，但是这一体位对于唤醒位于肛门区的昆达里尼是很好的练习。

第 23 节

पद्मासनं तु संस्थाप्य जानूर्वोरन्तरे करौ ।
निवेश्य भूमौ संस्थाप्य व्योमस्थं कुक्कुटासनम् ।।२३।।

padmāsanaṃ tu saṃsthāpya janūrvorantare karau/
niveśya bhūmau saṃsthāpya vyomasthaṃ kukkuṭāsanam//I/23//

采取莲花坐，双手插入膝盖和大腿之间，手掌稳稳

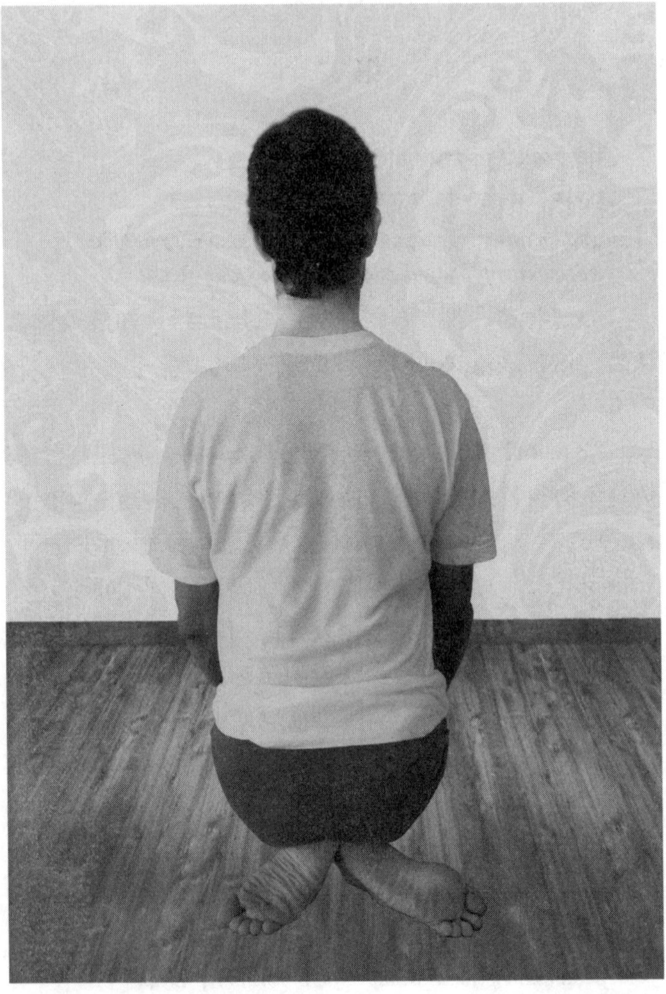

图 4. 龟式 (Kurmasana)

地撑放在地上并将身体抬起，保持整个身体平衡在空中。这就是公鸡式（Kukkutasana）。（见图 5）

在英语中，“Kukkuta”就是公鸡的意思。这一体位身体的最终姿势就像是一只公鸡，因此得名公鸡式。这一体位是平衡的姿势，要小心慎重地练习。练习这一体位前，必须充分练习莲花坐。莲花坐是这一体位的先决条件。在《哈达罗纳瓦利》（*Hatharatnavali*）中，我们发现有关于“受伤公鸡式（Pungu kukkutasana）”的介绍，这一体位仅用一只手掌平衡整个身体，另一只手掌并不同时放在地上，而是抓住一只手的手腕来维持平衡。

第 24 节

कुक्कुटासनबन्धस्थो दोर्भ्यां सम्बध्य कन्धराम् ।
भवेत् कूर्मवदुत्तान एतदुत्तानकूर्मकम् ।।२४।।

kukkuṭāsana bandhastho dorbhyāṃ sambadhya kandharāṃ/
śete kūrmavaduttāna etaduttāna kūrmakam//I/24//

采取公鸡式体位，双手围绕颈部，像乌龟一样以背部平躺下。这就是仰龟式（Uttanakurmasana，又译为向上龟式）。（见图 6）

这是公鸡式的高级阶段，只有那些能够练习公鸡式

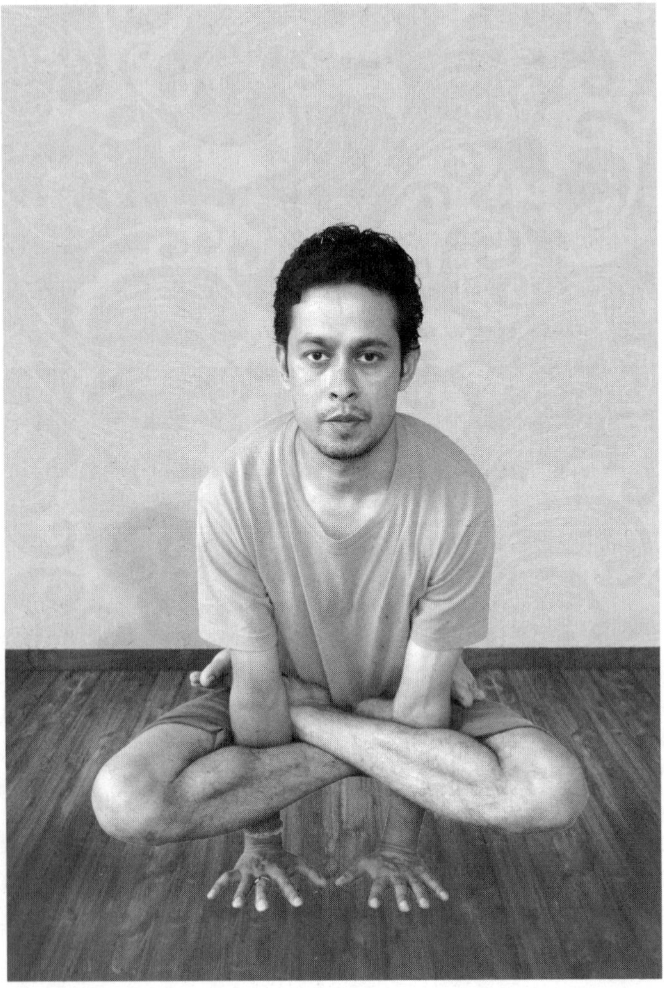

图 5. 公鸡式 (Kukkutasana)

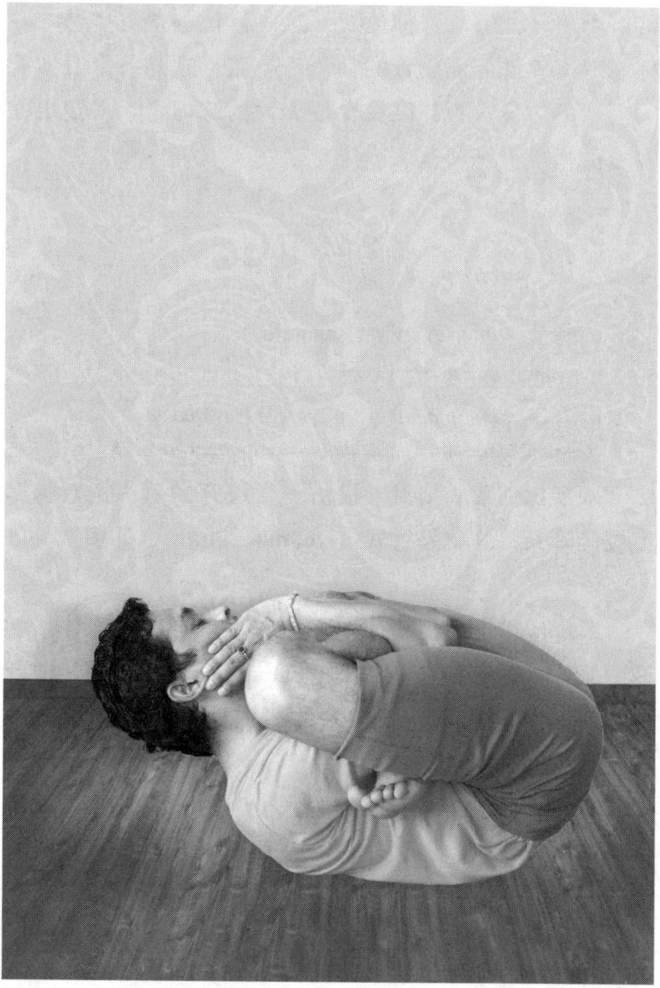

图 6. 仰龟式（Uttanakurmasana）

的练习者才能够练习仰龟式。这一体位的最终姿势，身体看起来就像仰面躺着的乌龟，故名。这是一个身体有力前弯的体位，腹部以及脊柱无力的练习者，一定要在专家的指导下练习这一体位。

第 25 节

पादाङ्गुष्ठौ तु पाणिभ्यां गृहीत्वा श्रवणावधि ।
धनुराकर्षणं कुर्याद्धनुरासनमुच्यते ।।२५।।

pādaṅguṣṭhau tu pāṇibhyāṃ gṛhītvā śravaṇāvadhi/
dhanurākarṣaṇaṃ kuryāt dhanurāsanamucyate//I/25//

双手抓住双脚拇趾，模仿一张拉开的弓，把双脚尽量拉向耳朵。这就是弓式（Dhanurasana）。（见图 7）

“Dhanu”的意思是弓。其最终姿势形成的身体，就像一张弓。这一体位也被称作 Dhanurakarsan 式，即开弓式。因为它就像一张拉开的弓。这一节描述了两种技巧。

第一种，如果是在俯卧的体位中做出弓式，它就是模仿一张弓。就是说，双脚脚趾从身体背后拉近耳朵形成一张弓。①

第二种，抓住双脚拇趾，把它们拉近对侧的耳朵。

① 也有瑜伽士把这一体位称为“船式”。——译者注

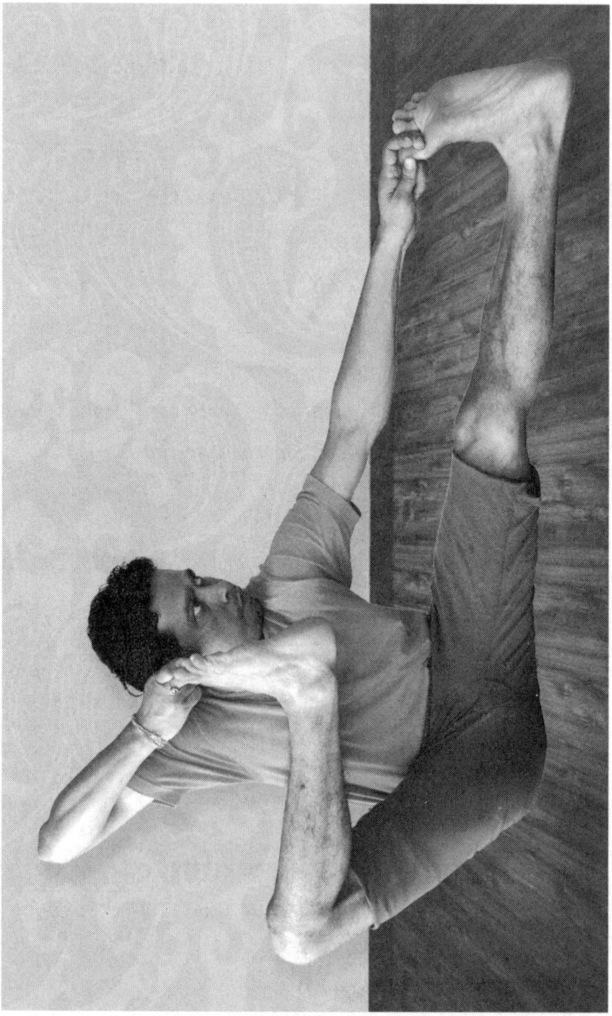

图 7. 弓式 (Dhanurasana)

这一体位叫做“Dhanurakarsanan”(开弓式)。

上面描述的第二种技巧变化中，其最终的姿势就是一张拉开的弓。也可以按照下面讲解的方法练习这一体位：始终采取坐姿，双手交叉分别抓住一只脚的脚趾。现在，双腿在膝盖处重叠，把脚趾拉向耳侧。

第 26 节

वमोरुमूलार्पित दक्षपादं जानोर्बहिर्वेष्टित वामपादम् ।
प्रगृह्य तिष्ठेत् परिवर्तिताङ्गः श्रीमत्स्यनाथोदितमासनं स्यात् ।।२६।।

vāmorumūlārpita dakṣapādaṃ janorbahirveṣṭitavāmapādam/
pragṛhya tiṣṭhet parivartitāṅgaḥ
śrīmatsyanāthoditamāsanaṃ syāt//I/26//

右脚放在靠近左大腿关节处，左脚从外围绕过右膝盖，抓住左脚，扭转身体。这就是玛司延德拉尊者（鱼帝尊者）提出的体位（**Matsyendrasana**，即扭转式）。(见图 8)

第 27 节

मत्स्येन्द्रपीठं जठरप्रदीप्तिं प्रचण्डरुग्मण्डलखण्डनास्त्रम् ।
अभ्यासतः कुण्डलिनीप्रबोधं चन्द्रस्थिरत्वं च ददाति पुंसाम्।।२७।।

matsyendrapīṭhaṃ jaṭharapradīptiṃ
pracaṇḍarugmaṇḍalakhaṇḍanāstram/
abhyāsataḥ kuṇḍalinī prabodhaṃ
candrasthiratvaṃ ca dadāti puṃsām/I//27//

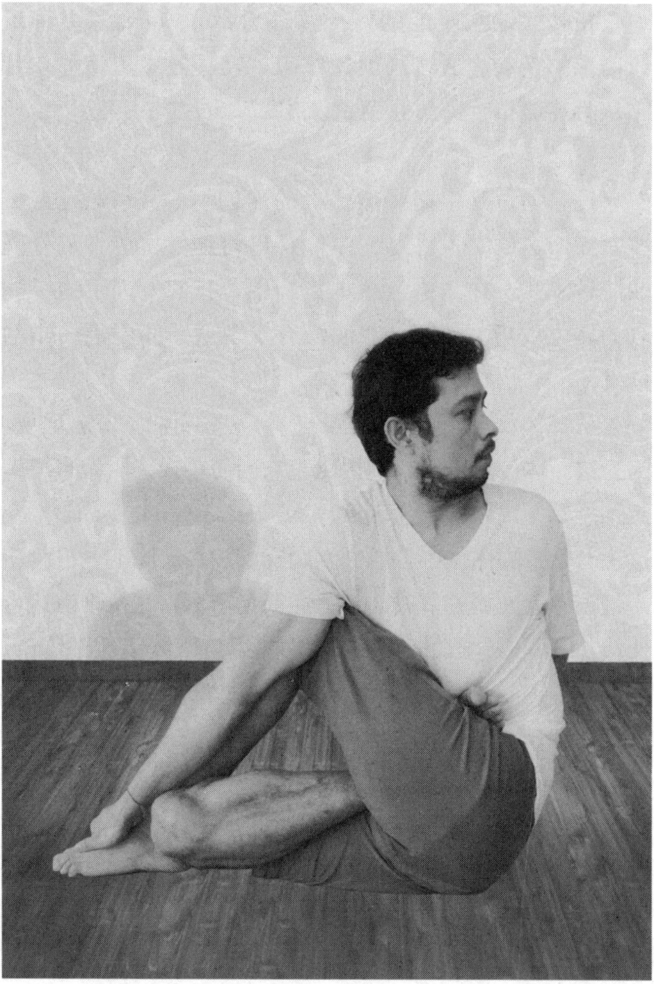

图 8. 扭转式 (Matsyendrasana)

扭转式增加腹部的胃火（即食欲），可消除多种难以治愈的疾病。通过规则的练习，唤醒昆达里尼停止甘露从月亮流出（即停止月露流出）。

这一体位是根据一位伟大的瑜伽士——玛司延德拉尊者而命名的。也许这一体位是玛司延德拉尊者最喜爱的一种坐式。在《格兰达本集》中，我们发现了这一同名的体位技巧。然而，我们没有发现这一体位进一步的信息。

从身体文化和灵性观点来看，这一体位非常重要。因为这一体位较难，人们提出了它的简化式，叫做半玛司延德拉尊者式，即半扭转式（Ardhamatsyendrassana）。在这一简化了的体位中，原来双腿交互放在大腿上，被简化为脚跟靠近大腿关节放在地上。斯瓦米·库瓦拉雅南达吉（Swami Kuvalayanandaji）从文化的视角研究了这一体位。之后，他创造了更加简化的形式叫作简易扭转式（Vakrasana）。半扭转式和简易扭转式这样的体位，是对脊椎有益的扭转练习。因此，人们建议，身体锻炼应该包括这一体位。在每天的练习中，也要包括脊椎前后的弯曲。然而，从灵性的观点来看，玛司延德拉尊者主张，这一体位不能被半扭转式和简易扭转式替代，除非这后两个体位的练习有益于扭转式的练习。

在本书中，只有不多的体位专列了一节来描述其益处。它会增加肚脐区的胃火（Jatharagni，消化力），这对增进消化很重要。它能够消除致命的疾病，唤醒昆达里尼，让月露停止流泄。

这里有两个重点：一是唤醒昆达里尼，二是稳定月露。

（1）唤醒昆达里尼。在这一体位中，右腿放在左腿的关节上。当左腿被拉向右膝右侧时，脐区之下的部位就能感受到右脚跟的压力。这一压力由于身体向左侧扭转而被进一步加大。这一压力作用的区域正是昆达里尼的所在地。这可能就是这一体位有助于唤醒昆达里尼的理由。

（2）稳定甘露。位于鼻咽腔顶端的左脉不断地流出的甘露，因为向下流动，而被位于肚脐处的右脉吞下。这一体位，扭转身体的时候，脖子也会尽可能地向左侧扭转。这就可能阻塞甘露向下流动的通道。因此，据说这体位就有稳定甘露的功效。

第 28 节

प्रसार्य पादौ भुवि दण्डरूपौ दोर्भ्यां पादाग्रद्वितयं गृहीत्वा ।
जानूपरिन्यस्तललाटदेशो वसेदिदं पश्चिमतानमाहुः ।।२८।।

prasāryapādau bhuvidaṇḍarūpau dorbhyāṃ pādāgradvitayaṃ gṛhītvā/
janūparinyasta lalāṭadeśo vasedidaṃ paścimatānamāhuḥ//I/28//

双腿像木棍一样向前伸直，双手抓住双脚脚趾，额

头放在膝盖上。这就是背部伸展式（Pascimatanasana）。（见图 9）

第 29 节

इति पश्चिमतानमासनाग्र्यं पवनं पश्चिमवाहिनं करोति ।
उदयं जठरानलस्य कुर्यादुदरे कार्श्यमरोगतां च पुंसाम् ।।२९।।

iti paścimatānamāsanāgryaṃ pavanaṃ paścimavāhinaṃ karoti/
udayaṃ jaṭharānalasya kuryād udare kārśyamarogatāṃ ca puṃsām//I/29//

背部伸展式是诸种体位中居于首位的体位，它引导生命气到达中脉，激发胃火，减少腰部肥胖，使练习者摆脱疾病。

Pascima 的意思是背部，tana 的意思是伸展，因此，英语中这一体位叫做背部伸展式。

像木棍一样在地上把双腿伸展开来，双手抓住双脚的脚趾，前额放在双膝之间。这就是背部伸展式。

这一体位应该是最好的向前弯曲的体位。斯瓦特玛拉摩非常推崇这一体位，把它放在所有体位之首。这一体位增加胃火，引导瓦予（生命气）流进背部，即流进中脉。也许，在背部伸展式中，鼻咽腔区下面的气压不仅得到了加强，而且也被迫向下压，如同在收腹收束法中一样，这就可能导致生命气流进中脉。这一方面，还需要科学研究来肯定或者反驳这一假设。

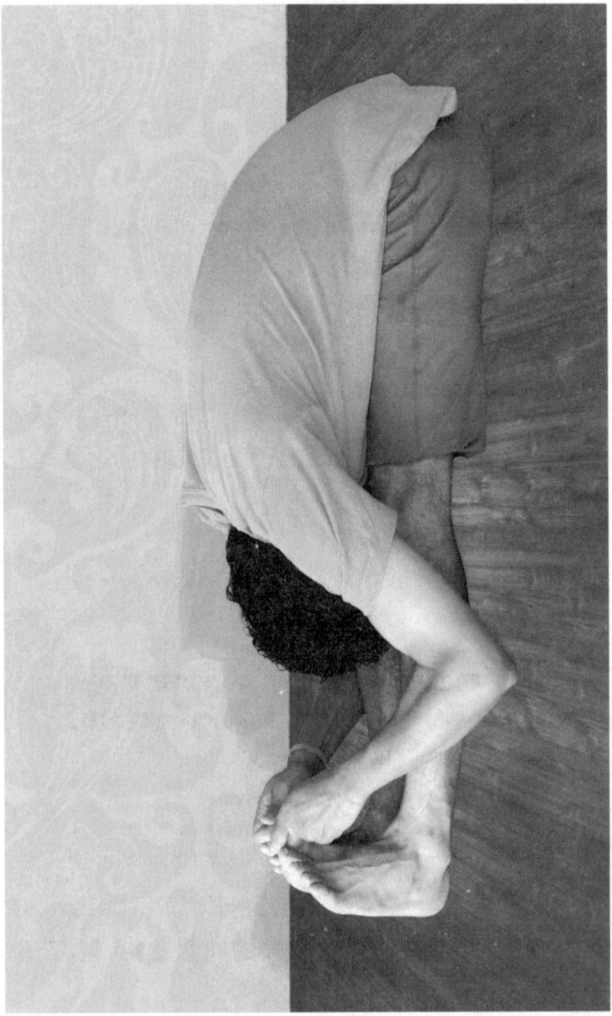

图 9. 背部伸展式 (Pascimatanasana)

这一体位还使得腰腹苗条，使练习者身体健康。

第 30 节

धरामवष्टभ्य करद्वयेन तत्कूर्परस्थापित नाभिपार्श्वः।
उच्चासनो दण्डवदुत्थितः खेमायूरमेतत्प्रवदन्ति पीठम् ।।३०।।

dharāmavaṣṭabhya karadvayena
tatkūrparasthāpita nābhipārśvaḥ/
uccāsano daṇḍavadutthitaḥ khe
māyūrametatpravadanti pīṭham//I/30//

模仿孔雀，双手撑地，双肘放在肚脐两侧，将整个身体抬起，就好像一根水平的棍子悬在空中。这就是孔雀式（**Mayurasana**）。（见图 10）

第 31 节

हरति सकलरोगानाशुगुल्मोदरादी नभिभवति च दोषानासनं श्रीमयूरम् ।
बहुकदशनभुक्तं भस्मकुर्यादशेषं जनयति जठराग्निं जारयेत्कालकूटम् ।।३१।।

harati sakalarogānāśugulmodarādi-
nabhibhavati ca doṣānāsanaṃ śrīmayūram/
bahukadaśanabhuktaṃ bhasmakuryādaśeṣaṃ-
janayati jaṭharāgniṃ jārayet kālakūṭam//I/31//

孔雀式可以立即减缓诸如腹部肿胀等各种疾病，增加胃火（食欲），彻底消化吃下去的超量食物，甚至消除致命的毒素。

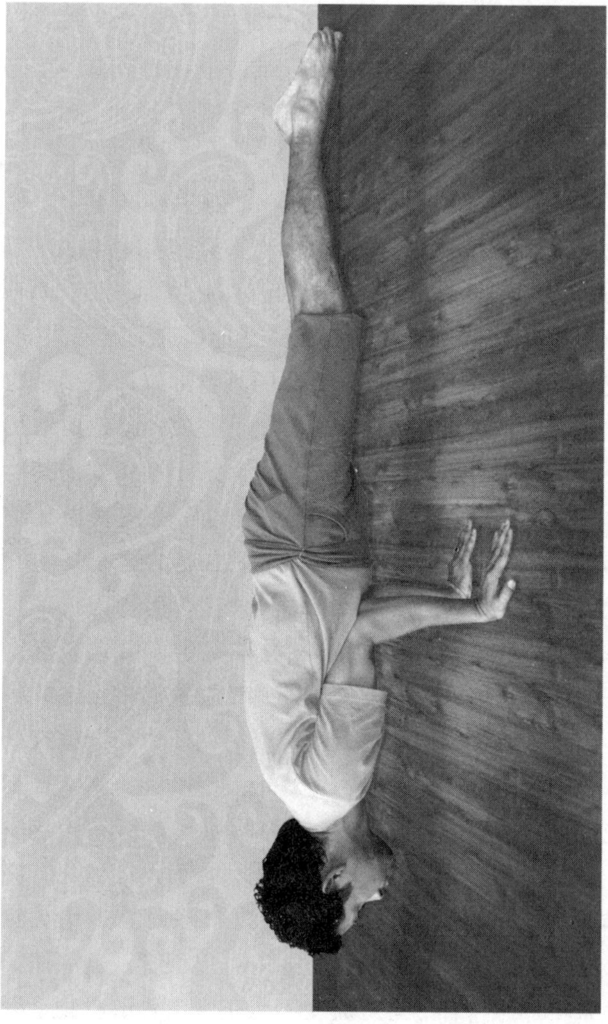

图 10. 孔雀式（Mayurasana）

Mayura 的意思是孔雀。也许我们已经观察到，孔雀用它那又小又瘦的双腿就可以维持全身的平衡。在这一体位中，整个身体依靠模仿孔雀用双手来维持平衡，故名。

孔雀式是最为平衡的体位之一。在其他文本中，我们也发现了这一体位。《踹希克亥婆罗门乌帕尼萨》(*Trishikhibrahmanopanisad*) 的曼陀罗部分（47－48)，用举起头和腿这些词更加清楚地描述了这一体位，清楚地暗示了除了双手外，身体的其他部位都不接触地面，整个身体依靠双手维持平衡。我们在《哈达罗纳瓦利》(*Hatharatnavali*，III/44) 中发现了孔雀式的其他变体。根据《哈达罗纳瓦利》一书的作者室利尼瓦萨(Srinivasa) 的说法，斯瓦特玛拉摩描述的这一技巧称为棍棒孔雀式 (Danda Mayurasana)。斯瓦特玛拉摩对这一体位的益处的描述似乎言过其实了，但它非常重要。与消化系统有关的大部分器官都在腹腔中、在肚脐的周围。这一体位给予这一区域有力的压力，导致这一区域与消化系统有关的器官更好地发挥功能。本节肯定了它的这一作用。它抵御腹腔内的疾病，消除体液失衡，甚至因为强有力的胃火（消化力）而彻底消化有害身体的食物。假设中毒了，也可以解除毒素效力。然而，这并不意味着，练习孔雀式就可以服毒。这一体式的效果不过意味着，甚至那些不能正常消化的食物，因为这一体位的效力能得到消化。

第 32 节

उत्तानं शववद्भूमौ शयनं तच्छवासनम् ।
शवासनं श्रान्तिहरं चित्तविश्रान्तिकारकम् ।।३२।।

uttānaṃ śavavadbhūmau śayanaṃ tacchavāsanam/
śavāsanaṃ śrāntiharaṃ cittaviśrāntikārakam//I/32//

仰躺在地上，就像尸体一样。这就是摊尸式（Savasana）。摊尸式消除疲劳，放松心灵。（见图 11）

Sava 的意思就是死尸。这一体位模仿死尸身心一动不动而得名。

有些人对模仿死尸感到害怕。但是，我们应该知道，死亡是这个世界的终极真理。这一体位给予我们面临生命中出现的任何情况的力量。死尸，因为没有了任何意识，所以从其身体表象来看，死尸是一动不动的。没有意识就意味着没有心的活动。因此，摊尸式仅仅保持身体不动是不够的，我们还必须随之训练我们的心以控制心的活动。因此，摊尸式表面看似很容易，但其实当然困难。这一体位被认为是治疗高血压最好的体位。

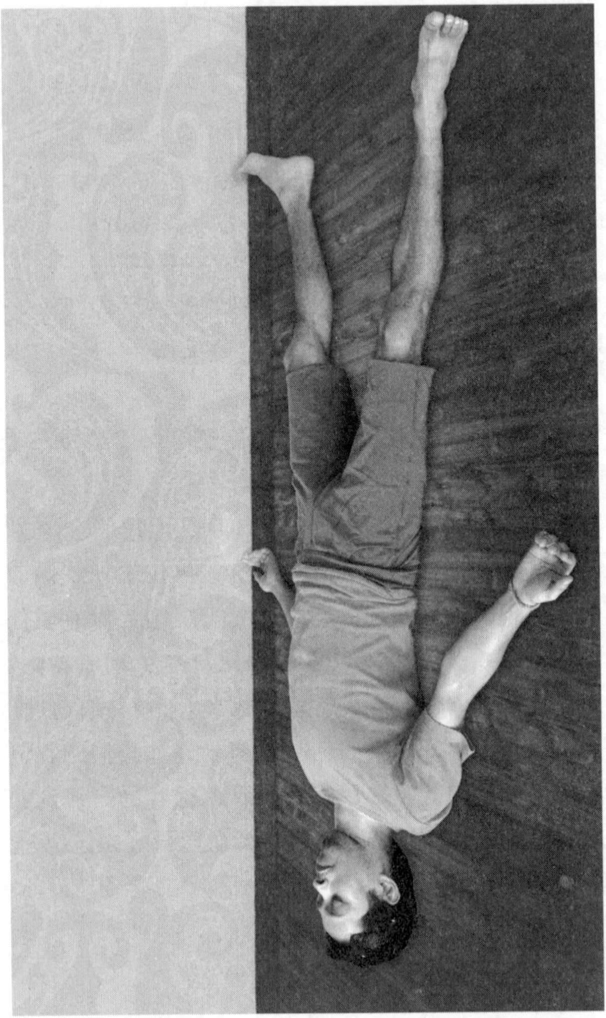

图 11. 摊尸式 (Savasana)

第 33 节

चतुरशीत्यासनानि शिवेन कथितानि च ।
तेभ्यश्चतुष्कमादाय सारभूतं ब्रवीम्यहम् ।।३३।।
caturaśītyāsanāni śivena kathitāni ca/
tebhyaścatuṣkamādāya sārabhūtaṃ bravīmyaham//I/33//

体位的第一个提出者至尊希瓦总共描述了八十四种体位，并认为其中有四种是精华。现在讲解它们。

高罗克萨认为，体位的数量和物种的数量一样多。根据印度神话，物种有 840 万种，因此，体位的种类也是 840 万种。《哈达瑜伽之光》确定了 84 种体位。在焦特布尔发现的《哈达瑜伽之光》手稿中，则描述了 108 种。在《瑜伽萨纳玛拉》（*Yogasanamala*）（一份印度方言的手稿）中，也描述了相同数量的体位。这一手稿的美妙之处在于它提供了体位图。这一手稿是由某个哲塔罗摩（Jaita Rama）写下来的。《乔戈一普拉迪皮亚卡》（*Joga Pradipyaka*）是哲亚特罗摩（Jaiyat Rama）用北印度方言写下的另一部手稿，它描述了 84 种体位。哈达瑜伽不同的文本描述了不同数量的体位。有趣的是，在研究了所有文本之后，我们发现：

（1）在不同的瑜伽文本中可得到的体位总数超过了 200 种。

(2) 在很多情况下，体位名称相同，但是描述的技巧不同。

(3) 在不同的文本中，有时最终体位相同，但名称不同。

这样，可以进一步增加体位数量。

《哈达瑜伽之光》认为，在所有的体位中，精华体位就只有 4 种。而且，如果仔细研读文本，我们会发现，实际上，斯瓦特玛拉摩认为，只有一种体位是所有体位中最好的，那就是至善坐（siddhasana）。

第 34 节

सिद्धं पद्मं तथा सिहं भद्रं चेति चतुष्टयम् ।
श्रेष्ठं तत्रापि च सुखे तिष्ठेत्सिद्धासने सदा ।।३४।।

siddhaṃ padmaṃ tathā siṃhaṃ bhadraṃ ceti catuṣṭayam/
śreṣṭhaṃ tatrāpi ca sukhe tiṣṭhetsiddhāsane sadā//I/34//

这四种体位是：至善坐（Siddhasana，又译为完美坐）、莲花坐（Padmasana）、狮子坐（Simhasana）和蝴蝶坐（Bhadrasana）。在这四种体位中，至善坐总是（最）舒适的坐法。

描述了 11 种体位后，斯瓦特玛拉摩又分别描述了四种体位，它们是：

(1) 至善坐；

（2）莲花坐；

（3）狮子坐；

（4）蝴蝶坐。

斯瓦特玛拉摩宣称，至尊希瓦描述了 84 种体位，这里描述的 4 种是 84 种体位中最重要的体位。这里有一种误解，即认为这 4 种不同的体位都是冥想式体位。这是不正确的。这 4 种体位，只有前 2 种在传统上被认为是冥想式体位，而狮子坐和蝴蝶坐不能认为是冥想式的体位。然而，人们却很难发现把这 4 种体位分离开来的论据。

第 35 节

अथ सिद्धासनम्
योनिस्थानकमंघ्रिमूलघटितं कृत्वा दृढं विन्यसेन्मेढ्रे
पादमथैकमेव हृदये कृत्वा हनुं सुस्थिरम् ।
स्थाणुः संयमितेन्द्रियोऽचलदृशा पश्येद्भ्रुवोरन्तरं-
ह्येतन्मोक्षकपाटभेदजनकं सिद्धासनं प्रोच्यते ।।३५।।

atha siddhāsanam
yonisthānakamaṅghr imūlaghaṭitam kṛtvā dṛḍhaṃ vinyasen
medhre pādamathaikameva hṛdaye kṛtvā hanuṃ susthiram/
sthāṇuḥ saṃyamitendriyo' caladṛśā paśyedbhruvorantaraṃ/
hyetanmokṣa kapāṭabhedajanakaṃ siddhāsanaṃ procyate//I/35//

一只脚跟抵住会阴，另一只脚跟放在耻骨之上，下巴放在喉结处，收摄感官保持不动，不眨眼地凝视眉间。毫无疑问，这就是至善坐（**Siddhasana**）。（见图 12）

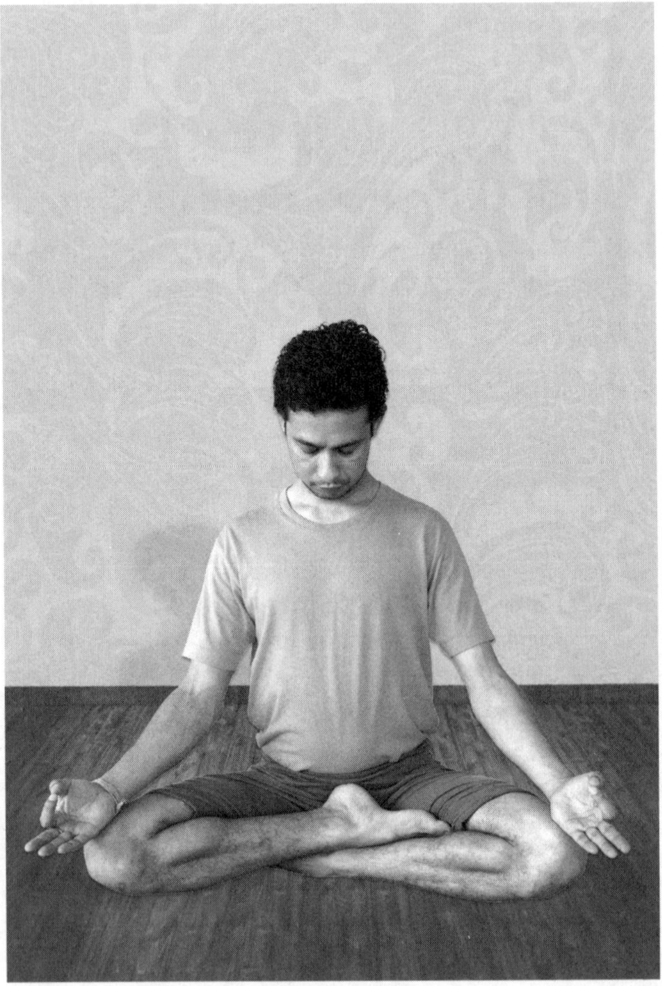

图 12. 至善坐（Siddhasana）

据说，这一体位导致解脱之门的开启。

第 36 节

मतान्तरे तु -
मेढ्रादुपरि विन्यस्य सव्यं गुल्फं तथोपरि ।
गुल्फान्तरं च निक्षिप्य सिद्धासनमिदं भवेत् ।।३६।।

matāntare tu
meḍhrādupari vinyasya savyaṃ gulphaṃ tathopari/
gulphāntaraṃ ca nikṣipya siddhasanamidaṃ procyate//I/36//

也有人认为，左脚跟放在耻骨上，右脚跟放在左脚跟上。这也被称为是至善坐。

第 37 节

एतत्सिद्धासनं प्राहुरन्ये वज्रासनं विदुः ।
मुक्तासनं वदन्त्येके प्राहुर्गुप्तासनं परे ।।३७।।

etat siddhāsanaṃ prāhuranye vajrāsanaṃ viduḥ/
muktāsanaṃ vadantyeke prāhurguptāsanaṃ pare//I/37//

这一体位就是至善坐。有些人把它称为金刚坐，有些人把它称为解脱坐，有些人甚至称它为守护坐。

悉达（Siddha）意思是至善，因此，这一体位叫至善坐。人们认为，在所有的体位中，这一体位是最好的体位，所有的体位都是为了完成这一体位。

斯瓦特玛拉摩列举了这一体位的四个同义词——即，在不同的传统中，这一体位被分别称作：至善坐、金刚坐、解脱坐和守护坐（《哈达瑜伽之光》I/37）。婆罗门南达（Brahmananda）在评论《哈达瑜伽之光》时说，在这方面，《哈达瑜伽之光》告诉我们，它的著作者是体位的知晓者。根据婆罗门南达的看法，在这四种体位中，只有脚跟的位置有所不同。脚跟的位置分别是：

至善坐——左脚跟在会阴下，右脚跟在耻骨上。

金刚坐——右脚跟在会阴下，左脚跟在耻骨上。

解脱坐——左脚跟在会阴下，右脚跟在左脚跟下。

守护坐——左脚跟在耻骨上，右脚跟在左脚跟上。

除了脚跟的位置不同，在这四种体位技巧中，其他的都是类似的。

斯瓦特玛拉摩用了九节文字来说明这一体位。这本身就暗示出这一体位在瑜伽课程目标中的重要性。《哈达瑜伽之光》的作者宣称，如果成就了至善坐，就不必练习其他体位了（《哈达瑜伽之光》I/40）。这一体位可以净化所有72000条经脉。由于至善坐，三个收束法（三锁印）——会阴收束法、收颔收束法和收腹收束法——就会自动实现，或者至少有益于它们（《哈达瑜伽之光》I/42）。

第 38 节

यमेष्विव मिताहारमहिंसां नियमेष्विव ।
मुख्यं सर्वासनेष्वेकं सिद्धाः सिद्धासनं विदुः ।।३८।।

yameṣviva mitāhāra ahiṃsā niyameṣviva/
mukhyaṃ sarvāsaneṣvekaṃ siddhāḥ siddhāsanaṃ viduḥ/I//38//

如同禁制中的饮食节制、劝制中的不害，成就的瑜伽士认为至善坐是所有体位中最好的体位。

第 39 节

चतुरशीति पीठेषु सिद्धमेव सदाभ्यसेत् ।
द्वासप्ततिसहस्राणां नाडीनां मलशोधनम् ।।३९।।

caturaśīti pīṭheṣu siddhameva sadābhyaset/
dvāsaptatisahasrāṇāṃ nāḍīnāṃ malaśodhanam//I/39//

在全部 84 种体位中，要持之以恒地练习至善坐，因为它是所有 72000 条经脉中的杂质的净化者。

第 40 节

आत्मध्यायी मिताहारी यावद्द्वादशवत्सरम् ।
सदा सिद्धासनाभ्यासाद्योगी निष्पत्तिमाप्नुयात् ।।४०।।

ātmadhyāyī mitāhārī yāvaddvādaśa vatsaram/
sadāsiddhāsanābhyāsādyogī niṣpattimāpnuyāt//I/40//

观照自我，节制饮食，练习十二年至善坐，练习者就可获得瑜伽的成就。

第 41 节

किमन्यैर्बहुभिः पीठैः सिद्धे सिद्धासने सति ।
प्राणानिले सावधाने बद्धे केवलकुम्भके ।
उत्पद्यते निरायासात् स्वयमेवोन्मनी कला ।।४१।।

kimanyairbahubhiḥ pīṭhaiḥ siddhe siddhāsane sati/
prāṇānile sāvadhāne baddhe kevalakumbhake//
utpadyate nirāyāsāt svayamevonmanī kalā//I/41//

一旦获得至善坐的成就，如此之多的其他体位还有什么作用？在自发式住气法中小心保留生命气，仅仅经由它就可毫不费力地导致温曼尼卡拉，即胜王瑜伽之境界。

第 42 节

तथैकस्मिन्नेव दृढे बद्धे सिद्धासने सति।
बन्धत्रयमनायासात्स्वयमेवोपजायते ।।४२।।

tathaikasminneva dṛdhe baddhe siddhāsane sati/
bandhatrayamanāyāsātsvayamevopajāyate//I/42//

因此，坚定地采取这唯一的至善坐，就会毫不费力地达成三锁印。

第 43 节

नासनं सिद्धसदृशं न कुम्भः केवलोपमः ।
न खेचरीसमा मुद्रा न नादसदृशो लयः ।।४३।।

nāśanaṃ siddhasadṛśaṃ na kumbhaḥ kevalopamaḥ/
na khecarīsamā mudrā na nādasadṛśo layaḥ//I/43//

没有一种体位堪比至善坐，没有一种住气法堪比自发式住气法，没有一种身印堪比逆舌身印，没有一种深定堪比内在秘音。

第 44 节

अथ पद्मासनम् ।
वामोरूपरि दक्षिणं च चरणं संस्थाप्य वामं तथा
दक्षोरूपरि पश्चिमेन विधिना धृत्वा कराभ्यां दृढम् ।
अंगुष्ठौ हृदये निधाय चिबुकं नासाग्रमालोकये
देतद्व्याधिविनाशकारि यमिनां पद्मासनं प्रोच्यते ।।४४।।

atha padmāsanaṃ
vāmorūparī dakṣiṇaṃ ca caraṇaṃ saṃsthāpya vāmaṃ tathā
dakṣorūparī paścimena vidhinā dhṛtvā karābhyāṃ dṛḍhaṃ/
aṅguṣṭhau hṛdaye nidhāya cibukaṃ nāsāgramālokayet
etadvyādhivināśakāri yamināṃ padmāsanaṃ procyate//I/44//

现在讲解莲花坐。

右脚稳稳地放在左大腿上，左脚放在右大腿上，双手从背后稳稳地抓住双脚脚趾。下巴抵扣胸前，凝视鼻

尖。这就是伟大的瑜伽士所称的莲花坐（Padmasana），它是疾病的消除者。（见图 13）

第 45—47 节

उत्तानौ चरणौ कृत्वा ऊरुसंस्थौ प्रयत्नतः ।
ऊरुमध्ये तथोत्तानौ पाणीकृत्वा ततो दृशौ ।।४५।।
नासाग्रे विन्यसेद्राजदन्तमूले तु जिह्वया ।
उत्तम्भ्य चिबुकं वक्षस्युत्थाप्य पवनं शनैः ।।४६।।
इदं पद्मासनं प्रोक्तं सर्वव्याधिविनाशनम् ।
दुर्लभं येन केनापि धीमता लभ्यते भुवि ।।४७।।

uttānau caraṇau kṛtvā ūrusaṃsthau prayatnataḥ/
ūrumadhye tathottānau pāṇīkṛtvā tato dṛśau//I/45
nāsāgre vinyasedrājadantamūle tu jihvayā/
uttaṃbhya cibukaṃ vakṣasyutthāpya pavanaṃ śanaiḥ//I/46//
idaṃ padmāsanaṃ proktaṃ sarvavyādhivināśanam/
durlabhaṃ yenakenāpi dhīmatā labhyate bhuvi//I/47//

双脚放在各自对侧的大腿上，脚掌心向上，双手掌心向上放在双腿之间，凝视——

鼻尖，舌头抵住上颚齿根，下巴抵扣在胸前，慢慢地把生命能量（下行气）上向提升。

这就是莲花坐，所有疾病的消除者。普通人难以成就莲花坐。世界上只有智者才能成就此坐。

Padma 的意思是莲花。这一体位最终的姿势是，脚掌放在对侧大腿上，脚掌心向上呈现为莲花的花瓣。故

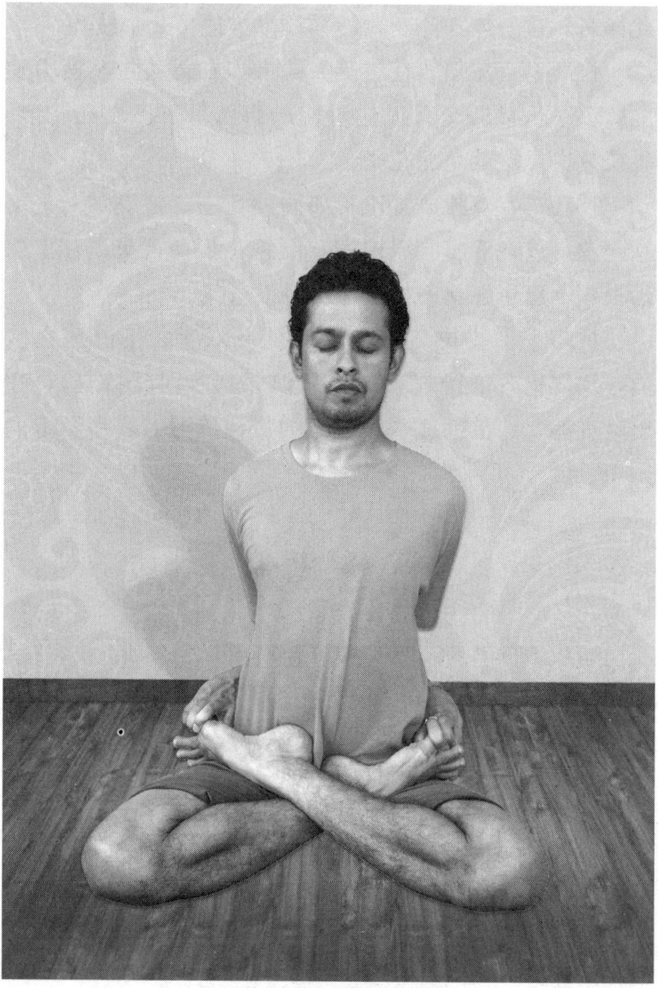

图 13. 莲花坐（Padmasana）

此得名。这一体式，斯瓦特马拉摩描述了几个技巧。

技巧一：左腿放在右侧大腿上，右腿放在左侧大腿上，双手从背后交叉抓住对应的脚趾，下巴压在胸前，凝视鼻尖。这就是莲花坐。

技巧二：双腿放置位置如同技巧一，把手掌向上交互叠置，放在双脚脚跟中间，凝视鼻尖，舌头抵住上颚齿根，下巴压在胸前，慢慢提升下行气。

技巧三：按技巧二交叉双腿和双手，下巴压在胸前，反复提升下行气，冥想意识原则（即阿特曼），呼出吸进的气。借助这一练习之力量，练习者获得至上的知识。

第48—49节

कृत्वा सम्पुटितौ करौ दृढतरं वद्ध्वा तु पद्मासनं
गाढं वक्षसि सन्निधाय चिबुकं ध्यायंश्च तच्चेतसि ।
वारम्वारमपानमूर्ध्वमनिलं प्रोत्सारयन्पूरितं
न्यंञ्चन् प्राणमुपैति बोधमतुलं शक्तिप्रभावान्नरः ।।४८।।
पद्मासने स्थितो योगी नाडीद्वारेण पूरितम् ।
मारुतं धारयेद्यस्तु स मुक्तो नात्र संशयः ।।४९।।

kṛtvā sampuṭitau karau dṛḍhataraṃ baddhvā tu padmāsanaṃ/
gāḍhaṃ vakṣasi sannidhāya cibukaṃ dhyāyañśca taccetasi//
vāraṃvāramapānamūrdhvamanilaṃ
protsārayanpūritaṃnyañcan prāṇamupaiti
bodhamatulaṃ śaktiprabhāvānnaraḥ//I/48//

padmāsane sthito yogī nāḍīdvāreṇa pūritam/
mārutaṃ dhārayedyastu sa mukto nātra saṃśayaḥ//I/49//

稳稳地采用莲花坐，双手手掌稳稳叠置，下巴抵扣在胸前，保持吸入的气，下行气一再向上提升，冥想意识原则或者灵魂；通过昆达里尼之力，练习者获得无可匹敌的知觉。

保持莲花坐，通过双鼻腔保持吸入的气。无论练习者是谁，都毫无疑问会获得解脱。

应该注意的是，在莲花坐的三种技巧中，仅仅使用双腿和双手的位置并不能完成这一体位。它会采用会阴收束法（莫拉邦达）和收颔收束法（扣胸锁），这就意味着在前两个技巧中使用了调息的练习，这在最后一个技巧中非常明确地写了出来。在第一个技巧中，下巴压在胸上，即采用收颔收束法，并且随之提升意味着会阴收束法的下行气。这两种锁印（收颔收束法和会阴收束法）是住气练习中的精华。从调息开始，就立刻采用会阴收束法，而在吸气之后不久就练习收颔收束法。这里，我们没有发现与住气有关的另一个重要的收束法即收腹收束法的任何明确的指导。练习者可以经验到，当双手从背后抓住脚趾的时候，就会自动产生如同收腹收束法的腹部姿势。

但是，在第二个技巧中，斯瓦特玛拉摩规定，舌头压抵上腭齿根部——这个上腭齿根就称为 Rajadanta。

根据婆罗门南达，舌头的抵压会对轻微的会阴收束法和收领收束法产生影响。婆罗门南达认为，与会阴收束法的练习相比，这一练习比较安全。因为，如果没有正确地练习，会阴收束法有可能会导致一些问题。

技巧三清楚地说明了这一体位有益于调息。吸气之后，即刻练习收领收束法。因此可以认为，作为体位和调息之间的联结，莲花坐是一个重要的体位。

第 50—52 节

अथ सिंहासनम्
गुल्फौ च वृषणस्याधः सीवन्याः पार्श्वयोः क्षिपेत् ।
दक्षिणे सव्यग्गुल्फं तु दक्षगुल्फं तु सव्यके ।।५०।।
हस्तौ तु जान्वोः संस्थाप्य स्वाङ्गुलीः सम्प्रसार्य च ।
व्यात्तवक्त्रो निरीक्षेत नासाग्रं तु समाहितः ।।५१।।
सिंहासनं भवेदेतत् पूजितं योगिपुङ्गवैः।
बन्धत्रितयसंधानं कुरुते चासनोत्तमम् ।।५२।।

atha siṃhāsanam:
gulphau ca vṛṣaṇasyādhaḥ sīvanyāḥ pārśvayoḥ kṣipet/
dakṣiṇe savyagulphaṃ tu dakṣagulphaṃ tu savyake//50//
hastau tu jānvoḥ saṃsthāpya svāṇgulīḥ samprasārya ca/
vyāttavaktro nirīkṣeta nāsāgraṃ tu samāhitaḥ//51//
siṃhāsanaṃ bhavedetat pūjitaṃ yogipuṅgavaiḥ/
bandhatritaya sandhānaṃ kurute cāsanottamam//52//

现在讲解狮子坐。

双脚脚跟放在阴囊下面的会阴两侧：左脚跟朝向右

侧会阴处，右脚跟朝向左侧会阴处。

双手手掌放在各自的膝盖上，张开手指，张大嘴巴，心意专注，凝视鼻尖。（见图 14）

这就是狮子坐（Simhasana），伟大的瑜伽士们所推崇的体位。它有助于形成三锁印，是所有体位中最好的。

传统上，随着嘴巴张大，舌头也要伸出来。尽管在这个文本中没有这样描述，但是，当肉食性动物张大嘴巴的时候，它们的舌头是尽可能长地伸出来的，这是它们的正常倾向。因此，为了模仿狮子，在这一体式中舌头也应该随着嘴巴的张大而伸出来。

本文中描述的狮子坐是要凝视鼻尖。但是，斯瓦米·库瓦拉雅南达吉（印度罗那拉凯瓦拉亚答玛瑜伽研究院创始人）更偏爱于凝视眉心而不是凝视鼻尖，因为这样更像狮子的姿势。斯瓦米·吉也给出了很好的练习狮子坐的建议：狮子坐后紧接着练习舌头收束法（Jihva bandha），这样应该可以增加狮子坐的功效。

斯瓦特玛拉摩认为狮子坐的功效就在于它有益于三个收束法（三锁印）。练习者也可以体验到这一点。受到抵压的会阴相当于会阴收束法，随着舌头伸出来一起张大的嘴巴导致收腹收束法，凝视鼻尖促进收颔收束法。在《雅伽瓦卡亚瑜伽》（Yoga Yajnavalkya，III/13）和《瓦希斯塔本集》（I/73—75）中有对狮子坐的说明，

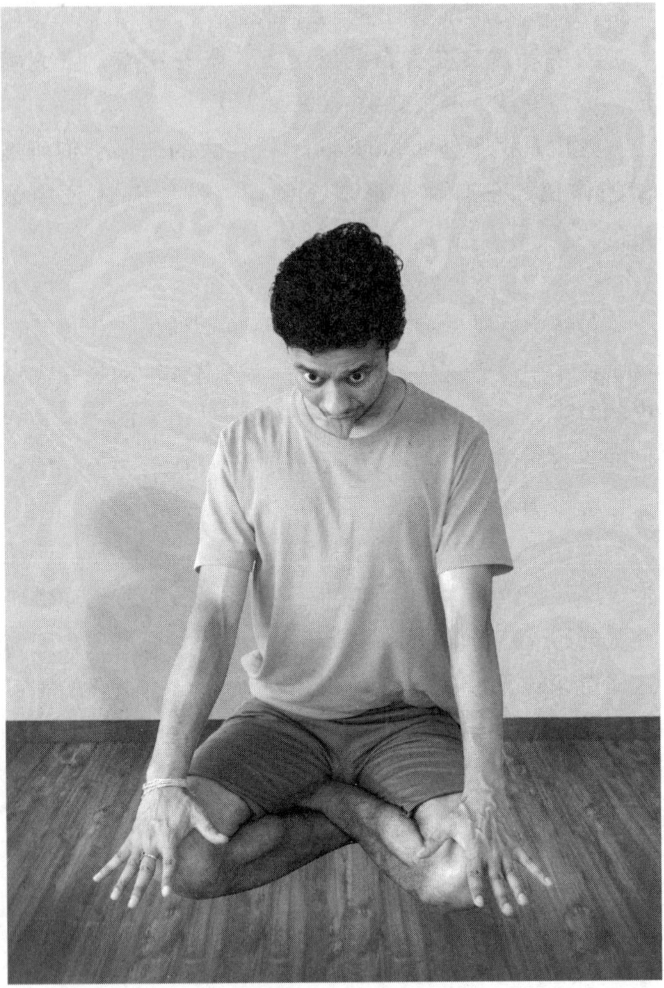

图 14. 狮子坐 (Simhasana)

但无一文本提到过狮子坐有益于三锁印的功效。

第 53－54 节

अथ भद्रासनम्ः
गुल्फौ च वृषणस्याधः सीवन्याः पार्श्वयोः क्षिपेत् ।
सव्यग्गुल्फं तथा सव्ये दक्षगुल्फं तु दक्षिणे ।।५३।।
पार्श्वपादौ च पाणिभ्यां दृढं बद्ध्वा सुनिश्चलम् ।
भद्रासनं भवेदेतत् सर्वव्याधिविनाशनम्
गोरक्षासनमित्याहुरिदं वै सिद्धयोगिनः ।।५४।।

atha bhadrāsanam:
gulphau ca vṛṣanasyādhaḥ sīvanyāḥ pārśvayoḥ kṣipet/
savyagulphaṃ tathā savye dakṣagulphaṃ tu dakṣiṇe//53//
pārśvapādau ca pāṇibhyāṃ dṛḍhaṃ baddhvā suniścalam/
bhadrāsanaṃ bhavedetat sarvavyādhivināśanam/
gorakṣāsanamityāhuridaṃ vai siddhayoginaḥ//I/54//

现在讲解蝴蝶坐。

双脚脚跟放在会阴两侧的阴囊下面。左脚跟放在会阴左侧，右脚跟放在右侧。

双手稳稳地抓住双脚，保持稳定。这就是蝴蝶坐（Bhadrasana）。它消除所有疾病。有成就的瑜伽士也把这一体式称作牧牛式（Goraksasana）。（见图 15）

这节介绍说明了四种体位中的最后一种体位。它的主要益处似乎是唤醒昆达里尼。人们认为，在会阴处强健的压力会导致这一结果。

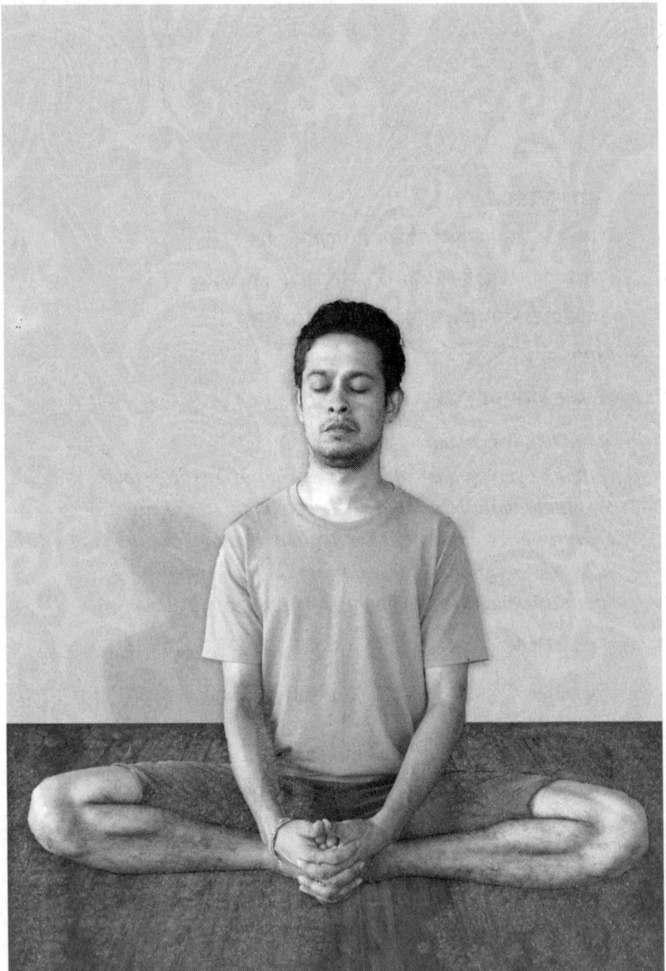

图 15. 蝴蝶坐/牧牛式 (Bhadrasana/Goraksasana)

《哈达瑜伽之光》描述的 15 种体位到此结束。

第 55 节

एवमासनबन्धेषु योगीन्द्रो विगतश्रमः ।
अभ्यसेन्नाडिकाशुद्धिं मुद्रादिपवनक्रियाम् ।।५५।।
evamāsanabandheṣu yogīndro vigataśramaḥ/
abhyasennāḍikāśuddhiṃ mudrādipavanakriyām//I/55//

这样，通过各种不同的体位，伟大的瑜伽士在消除了疲劳之后，练习经脉净化以及与生命气有关的练习如身印等。

这一节表明，当身体疲劳的时候，不应该进行根本性的调息练习即经脉净化的练习，以及与呼吸有关的练习。情况可能是，由于体位的练习会产生疲劳，因此，要克服疲劳之后才可以练习调息。这是对诸如调息等高级瑜伽练习的必要警告。

第 56 节

ब्रह्मचारी मिताहारी त्योगी योगपरायणः ।
अब्दादूर्ध्वं भवेत् सिद्धो नात्र कार्या विचारणा ।।५६।।
brahmacārī mitāhārī tyāgī yogaparāyaṇaḥ/
abdādūrdhvaṃ bhavetsiddho nātra kāryā vicāraṇā//I/56//

（练习瑜伽者）梵行具足[1]，饮食节制，弃绝一切，专注于瑜伽练习，在一年多的时间内会获得成就。在这一过程中，不应该产生任何其他的想法（即不应有所怀疑）。

人们常常责备哈达瑜伽没有强调行为准则的重要性，而行为准则就是众所周知的瑜伽术语禁制。的确，哈达瑜伽没有列举出如帕坦伽利描述的禁制，也没有把禁制作为哈达瑜伽的一支，但是，并没有充分的证据可以推论说哈达瑜伽不强调行为准则的重要性。我们应该记住，禁制这一术语并不比禁制的内容更加重要。到目前为止，斯瓦特玛拉摩已经涉及了禁制的内容。毫无疑问，他认为这些禁制的内容是重要的。这里，“梵行具足”这一词语清楚地表明，除非练习者遵守此行为准则，否则就不可能取得瑜伽的成就。

第 57 节

आसनं कुम्भकं चित्रं मुद्राख्यं करणं तथा ।
अथनादानुसन्धानमभ्यासानुक्रमो हठे ।।५७।।

āsanaṃ kumbhakaṃ citraṃ mudrākhyaṃ karaṇaṃ tathā/
atha nādānusandhānamabhyāsānukramo haṭhe//I/57//

---

① 即禁欲，过贞守生或禁行者的生活。——译者注

哈达瑜伽的练习次序是：体位法、住气法、被称为身印的不同类型的技巧、谛听秘音。

在《哈达瑜伽之光》中，我们发现，著作者讨论了各种不同的主题，例如：理想的小屋，理想的场地，练习中的障碍性因素和有益因素，均衡的饮食，净化程序等等。读者心中可能会产生疑惑：是不是斯瓦特玛拉摩把所有的主题都视为哈达瑜伽的一部分？在这一节中，我们看到了对这一疑惑清楚的回答。这一节，肯定了哈达瑜伽只有四支：体位、住气、身印和谛听秘音。《哈达瑜伽之光》四章依次描述了这四支。在第一章第17节，斯瓦特玛拉摩声明体位法是第一支。基于此，我们认为《哈达瑜伽之光》只接受这四支是哈达瑜伽的四支。然而，这并不意味着《哈达瑜伽之光》中讨论的其他主题是不重要的。从准备练习的角度以及要取得成功的实践角度来看，这些主题都是十分重要的。

第58节

सुस्निग्धमधुराहारश्चतुर्थांशविवर्जितः ।
भुज्यते शिवसंप्रीत्यै मिताहारः स उच्यते ।।५८।।

susnigdhamadhurāhāraścaturthāmśa vivarjitaḥ/
bhujyate śivasampṛītyai mitāhāraḥ sa ucyate//I/58//

均衡饮食（mitaharah）就是：食物可口，甜的，

（给胃）留出四分之一的空间，为取悦内在之神希瓦而饮食。

第 59 节

कट्वम्लतीक्ष्ण लवणोष्णहरीतशाक
सौवीरतैलतिलसर्षपमद्यमत्स्यान् ।
आजादिमांसदधितक्रकुलत्थककोल
पिण्याक हिङ्गुलशुनाद्यमपथ्यमाहुः ।।५९।।

kaṭvamlatīkṣṇalavoṇoṣṇaharītaśāka
sauvīratailatilasarṣapamadyamatsyān/
ājādimaṃsadadhitakrakūlatthakola
piṇyākahiṅgulaśunādyamapathyamāhuḥ//I/59//

据说没有益处的食物是：苦的、酸的、辛辣的、咸的、热的食物，绿叶蔬菜、酸粥、芥末和芝麻油、酒、鱼、山羊肉等，凝乳、酪乳、枯拉塔哈豆、可乐果、洋葱、阿魏①、大蒜等。

第 60 节

भोजनमहितं विद्यात् पुनरप्युष्णीकृ तं रूक्षम् ।
अतिलवणमम्लयुक्तं क कदशनशाकोत्कटं वर्ज्यम् ।।६०।।

---

① 一种植物，可作蔬菜、调味品和药物。其根可作香料，味辛温，主杀虫，去臭。——译者注

bhojanamahitaṃ vidyāt prunarapuṣṇīkṛtaṃ rūkṣam/
atilavaṇamamlayuktam kadaśanaśākotkaṭaṃ varjyaṃ//I/60//

下列食物应被认为是没有益处的：反复加热的、干的、太咸的、太酸的、陈腐的绿叶蔬菜，这些都是被禁止的食物。

在瑜伽中，我们使用了术语“Mitahara”。“Mita”的意思是控制或者平衡，“Ahara”（食物）本来的意思是“asamantat hriyate iti aharah”，即从所有方面接受之物。无论通过感官接受到什么，它们都是那些感官的“Ahara”。带有前缀“prati”的“ahara”在瑜伽中非常普遍。例如，Pratyahara（感官内敛），意思是逆转或者限制接受“ahara”的进程。带有前缀“mita”的“Ahara”，也意味着限制，只不过更多地朝向“平衡的”限制。然而，“mita”绝不意味着“不”。

这就是为什么瑜伽从不倡导“禁食”，并且明确提出要避免“吃得太饱”的原因。根据《薄伽梵歌》，不吃（Anashnat）或吃得太饱（Atyashnat）被认为是没有任何益处的。关于均衡饮食，本节提出了关于瑜伽食物概念的几个要点：（1）食物的品质，（2）可消化的食物量，（3）饮食的精神态度。

关于食物的品质，包括以下几个要点：

- 食物品种

（1）有些食物推荐食用，而有些食物被禁止食用。

（2）并非全部拒绝蔬菜类食物。

（3）很多列举的食物在现代已经无法获得，但我们可以生产和选择有益的食物品种。

• 主导的味道

我们知道，阿育吠陀归纳了六类味道：苦的、酸的、辛辣的、咸的、甜的、涩的。

根据阿育吠陀中的描述，对于瑜伽练习者来讲，苦的、酸的、辛辣的和咸的都是没有益处的，只有甜的和涩的才得到推荐。

• 主导的德性

“德性（guna）”是《薄伽梵歌》中的一个概念，它把食物分成善良的、激情的和愚昧的三类。根据瑜伽，尤其是《薄伽梵歌》，为瑜伽练习者推荐了善良德性的食物。

第61节

वह्निस्त्रीपथिसेवनामादौ वर्जनमाचरेत्।
तथाहि गोरक्षवचनम् ।
वर्जयेद्दुर्जनप्रान्तं वह्निस्त्रीपथिसेवनम्।
प्रातः स्नानोपवासादि कायक्लेशविधिं तथा ।।६१।।

vahnistrīpathisevanamādau varjanamācaret//
tathā hi gorakṣavacanam
varjayeddurjanaprāntaṃ vahnistrīpathīsevanam/
prātaḥ snānopavāsādi kāyakleśavidhiṃ tathā//I/61//

在（练习的）开始阶段，应该避免火、女人和长途旅行。

高罗克萨尊者也给出了这样的指导：远离坏人，避免火、女人、长途旅行、清早沐浴、禁食等，避免所有引发身体痛苦的其他方式。

请参见第 56 节的注释。

第 62 节

गोधूमशालियवषाष्टिक शोभनान्नं -
क्षीराज्यखंण्डनवनीतसितामधूनि ।
शुंठीपटोलकफलादिकपञ्चशाकं -
मुद्गादिदिव्यमुदकं च यमीन्द्र पथ्यम् ।।६२।।

godhūmaśāliyavaṣāṣṭika śobhanānnaṃ
kṣīrājyakhaṇḍanavanītasitāmadhūni/
śuṇṭhīpaṭolakaphalādikapañca śākaṃ
mudgādidivyamudakaṃ ca yamindra pathyam//I/62//

六十天长成的小麦、稻米、大麦等谷物，牛奶、酥油、棕榈糖、黄油、糖、蜂蜜、干姜、黄瓜、水果等，五种绿叶蔬菜、黑绿豆、雨水，这些食物品种对于瑜伽练习者都是有益的。

第 63 节

पुष्टं सुमधुरं स्निग्धं गव्यं धातु प्रपोषणम्।
मनोभिलषितं योग्यं योगी भोजनमाचरेत्।।६३।।

puṣṭaṃ sumadhuraṃ snigdhaṃ gavyaṃ dhātuprapoṣaṇam/
manobhilaṣitaṃ yogyaṃ yogī bhojanamācaret//I/63//

瑜伽士应该食用有益于健康的食物，如甜的、润滑的、牛奶做的、对（身体的）基本元素有营养的、适合个人口味或心意的，以及有益的和满足（瑜伽食物之）所有条件的食物。

第 64 节

युवावृद्धोऽतिवृद्धो वा व्याधितो दुर्बलोऽपि वा ।
अभ्यासात्सिद्धिमाप्नोति सर्वयोगेष्वतन्द्रितः ।।६४।।

yuvāvṛddho'tivṛddho vā vyādhito durbalo'pi vā/
abhyāsātsiddhimāpnoti sarvayogeṣvatandritaḥ//I/64//

年轻人、老年人、很老的人、病人或体弱者，只要不懒惰，都可以获得瑜伽的成就。

第 65 节

क्रियायुक्तस्य सिद्धिः स्यादक्रियस्य कथं भवेत् ।
न शास्त्रपाठमात्रेण योगसिद्धिः प्रजायते ।।६५।।

kriyāyuktasya siddhiḥ syādakriyasya kathaṃ bhavet/
na śāstrapāṭhamātreṇa yogasiddhiḥ prajāyate//I/65//

只有练习者才能在瑜伽中获得成就。非练习者如何可能获得（成功）？只靠阅读经典，不能获得瑜伽成就。

第 66 节

न वेषधारणं सिद्धेः कारणं न च तत्कथा।
क्रियैव कारणं सिद्धेः सत्यमेतन्न संशयः।।६६।।
na veṣadhāraṇaṃ siddheḥ kāraṇaṃ na ca tatkathā/
kriyaiva kāraṇaṃ siddheḥ satyametanna saṃśayaḥ//I/66//

成就瑜伽背后的原因不是穿着特别的服装或口头谈论它。唯有练习才是成就背后的原因。这就是真理，不要怀疑它。

第 67 节

पीठानि कुम्भकाश्चित्रा दिव्यानि करणानि च ।
सर्वाण्यपि हठाभ्यासे राजयोगफलावधि ।।६७।।
pīṭhāni kumbhakāścitrā divyāni karaṇānica/
sarvāṇyapi haṭhābhyāse rājayogaphalāvadhi//I/67//

在没有达到胜王瑜伽即三摩地的成就之前，（必须练习）各种体位法、不同的住气法、各种神奇的身印。

इति स्वात्मरामविरचितायां हठयोगप्रदीपिकायां प्रथमोपदेशः

iti svātmārāmaviracitāyāṃ haṭhayogapradīpikāyāṃ prathamopadeśah

斯瓦特玛拉摩撰写的《哈达瑜伽之光》第一章就此结束。

第二章 调息法

अथ द्वितीयोपदेशः
atha dvitīyo'padeśaḥ
现在讲解第二章。

第1节

अथासने दृढे योगी वशी हितमिताशनः ।
गुरूपदिष्टमार्गेण प्राणायामान् समभ्यसेत् ।।१।।
athāsane dṛḍhe yogī vaśī hitamitāśanaḥ/
gurūpadiṣṭamārgeṇa prāṇāyāmān samabhyaset//1//

体位法稳固之后，瑜伽练习者已经控制住感官，饮食均衡有益，这时就应该按照古鲁指导的方法正确地练习调息法。

调息练习的前提是已经取得了某些其他练习的成就。它们是：

（1）体位练习。体位练习使得身体为练习更高阶的瑜伽作好了准备。人们必须要发展出一种能力使之能够以一种特别的体位安坐，特别是以诸如莲花坐或至善坐一类的冥想式安坐。如此，在身体长时间没有扰动的情况下，就能够练习调息了。毫无疑问，体位的练习让身体作好了高阶练习的准备，瑜伽练习者已获得安坐的能力，可以用一种特别的体位安坐大约三小时。

（2）感官控制——这里值得注意的是，哈达瑜伽也强调感官控制的重要性。实际上，每一种瑜伽的目的都是为了控制心意。为了获得这一成就，哈达瑜伽也规定要控制感官。除非已控制感官，否则调息练习不可能成功。换言之，除非已经控制了感官，否则不可能在调息练习中获得进步。

（3）饮食节制——《哈达瑜伽之光》在第一章就规定和描述了饮食节制的概念。这里再次强调，饮食节制是练习调息的前提条件。只有把正确的饮食节制作为练习的补充，才能取得调息的成就。斯瓦特玛拉摩特别说明了在调息练习期间要多喝牛奶和酥油。这就肯定了调息也需要遵守饮食节制的规定。

（4）古鲁（导师）的重要性——绝不可以只是通过阅读本书来练习调息。书本提供的仅仅只是一般的知识，而调息练习需要个体关照和学习。就身高、体重、健康状况、能力、热情、诚挚而言，每个人都是不同的和独特的。一位合格的导师能够很好地分析个人的特点，根据个体的不同，规定调息的技巧，指导个体的练习。不同的个体自行尝试很可能会导致相反的（不利的）结果。因此，必须要在合格的导师（古鲁）指导下学习调息！切记。

第2节

चले वाते चलं चित्तं निश्चले निश्चलं भवेत।
योगी स्थाणुत्वमाप्नोति ततो वायुं निरोधयेत् ।।२।।

cale vāte calaṃ cittaṃ niścale niścalaṃ bhavet/
yogī sthāṇutvamāpnoti tato vāyuṃ nirodhayet//2//

呼吸不稳，则心意不稳；呼吸稳定，则心意稳定。因此，瑜伽练习者要获得不动的心意，就应该要控制住呼吸。

心意活动和呼吸活动之间存在着关联。心意的状况对呼吸有着直接和立即的影响。如果我们观察我们生气时的呼吸，就能理解这一点。生气是一种心理状况，但是，这一心理状况会立刻影响呼吸的正常流动。如果我们注意生气时的呼吸就能体会到这一点。心意非常平静时的情况也是如此。

哈达瑜伽相信并建立了这样的理论：如果心意的状况能够使呼吸加快或者减慢，那么呼吸也一定会影响心意。一个熟知的事实是：直接控制心意相当困难，但是控制呼吸则相对容易。如果我们能够中止呼吸，则心意的活动也能够停止。

这也说明，控制心意是获得三摩地等的一个必要条件。在这一文本中，我们能够看到帕坦伽利瑜伽与哈达瑜伽之间的一种相似性。

第3节

यावद्वायुः स्थितो देहे तावज्जीवनमुच्यते ।
मरणं तस्य निष्क्रान्तिस्ततो वायुं निरोधयेत् ।।३।।

yāvadvāyuḥ sthito dehe tāvajjīvanamucyate/
maraṇaṃ tasya niṣkrāntistato vāyuṃ nirodhayet//3//

只要身体还有呼吸，就还有生命。死亡不过是呼吸离开了身体。因此，呼吸应该得到控制。

只要呼吸即普拉纳或生命力在身体内，生命的过程在机能上就活动着。死人绝不会再呼吸，因为生命力即瑜伽中的普拉纳气息已经离开了身体。通过控制呼吸，即“Kumbhaka”（住气），哈达瑜伽为生命力提供了一种技巧，因而可以避免死亡。

第4节

मलाकुलासु नाडीषु मारुतो नैव मध्यगः ।
कथं स्यादुन्मनीभावः कार्यसिद्धिःकथं भवेत् ।।४।।

malākulāsu nāḍīṣu māruto naiva madhyagaḥ/
kathaṃ syādunmanībhāvaḥ kāryasiddhiḥ kathaṃ bhavet//4//

经脉充满杂质，呼吸就不能进入中脉。那么，如何才能使之进入中脉，如何才能达到温曼尼（三摩地）

境界?

根据瑜伽，人的身体中有 72000 条经脉。人们认为，这些经脉实际上是生命气的通道（pranic channels）。因为生命气被认为是通过这些通道而通往整个身体的。哈达瑜伽认为，身体中有 10 条重要的经脉，它们发源于位于肚脐的“Kanda（坎达）”，那里也是这些经脉的终点。其中，又有三条经脉被认为特别重要，它们分别是左脉、右脉和中脉。左脉流过左鼻腔，右脉流过右鼻腔，中脉据说是位于身体中央的经脉。从坎达开始，中脉的终点在头顶，它起于脊椎底部，沿着脊椎中央运行。练习哈达瑜伽的所有努力就是要促进生命气流过这条中脉。

人们还认为，经脉需要净化，因为经脉充满杂质。除非经脉纯净，否则，生命气就不能进入中脉，且更高阶的瑜伽成就也依赖于生命气进入中脉。

第 5 节

शुद्धिमेति यदा सर्वं नाडीचक्रं मलाकुलम् ।
तदैव जायते योगी प्राणसंग्रहणे क्षमः ।।५।।

śuddhimeti yadā sarvaṃ nāḍīcakraṃ malākulam/
tadaiva jāyate yogī prāṇasaṅgrahaṇe kṣamaḥ//5//

只有当充满杂质的所有经脉都得到净化，瑜伽练习

者才能够获得控制生命气的能力。

经脉的净化是引导生命气流进中脉的前提。但是，只有当瑜伽练习者能够把生命气保持在体内，即令人满意地住气，生命气才能进入中脉。生命气的保持也依赖于经脉的净化。这就引导我们对哈达瑜伽的逻辑理解：

（1）不纯的经脉需要净化；

（2）净化的经脉导致住气的能力；

（3）住气导致生命气进入中脉。

第6节

प्राणायामं ततः कुर्यान्नित्यं सात्त्विकया धिया ।
यथा सुषुम्नानाडीस्था मलाः शुद्धिं प्रयान्ति च ।।६।।

prāṇāyāmaṃ tataḥ kuryānnityaṃ sātvikayā dhiyā/
yathā suṣmnānāḍīsthā malāḥ śuddhiṃ prayānti ca//6//

之后，随着纯净心意，应该有规则地练习调息。如此，中脉中的不纯也得到净化。

这里推荐以纯净的心意来练习调息。纯净的心意指专注的心意。这一指导非常重要。在调息练习期间，心意必须一起练习，而不应该散漫。调息练习也应该有规则地进行。集中心意有规则地练习也会导致中脉的净化。所以，包括中脉在内的所有经脉都要求得到净化。

第7节

बद्धपद्मासनो योगी प्राणं चन्द्रेण पूरयेत् ।
धारयित्वा यथाशक्ति भूयः सूर्येण रेचयेत् ।।७।।

baddhapadmāsano yogī prāṇaṃ candreṇa pūrayet/
dhārayitvā yathāśakti bhūyaḥ sūryeṇa recayet//7//

采用莲花坐，瑜伽练习者应通过左鼻孔吸气。然后，根据个人的能力屏住（吸进的）气，再经由右鼻孔呼气。

第8节

प्राणं सूर्येण चाकृष्य पूरयेदुदरं शनैः ।
विधिवत् कुम्भकं कृत्वा पुनश्चन्द्रेण रेचयेत् ।।८।।

prāṇaṃ sūryeṇa cākṛṣya pūrayedudaraṃ śanaiḥ/
vidhivat kumbhakaṃ kṛtvā punaścandreṇa recayet//8//

接着，右鼻腔缓慢地吸气，吸满胸腔，住气，之后，再经由左鼻腔缓慢地呼出吸进的气。

第9节

येन त्यजेत्तेन पीत्वा धारयेदनिरोधतः।
रेचयेच्च ततोऽन्येन शनैरेव न वेगतः ।।९।।

yena tyajettena pītvā dhārayedanirodhataḥ/
recayecca tato'nyena śanaireva na vegataḥ//9//

用呼气的那一鼻腔吸气，尽力住气，直到再进一步住气就会对练习者造成压力的程度，之后，用另一鼻腔呼气。呼气吸气都要缓慢，绝不能快。

第 10 节

प्राणं चेदिडया पिबेन्नियमितं भूयोऽन्यया रेचयेत् ।
पीत्वा पिङ्गलया समीरणमथो बद्ध्वा त्यजेद्वामया ।।
सूर्याचन्द्रमसोरनेन विधिनाभ्यासं सदा तन्वतां
शुद्धा नाडिगणा भवति यमिनां मासत्रयादूर्ध्वतः ।।१०।।

prāṇaṃ cediḍayā pibenniyamitaṃ bhūyo'nyayā recayet/
pītvā piṅgalayā samīraṇamatho baddhvā tyajedvāmayā//
sūryācandramasoranena vidhinābhyāsaṃ sadā tanvatām//
śuddhā nāḍigaṇā bhavanti yamināṃ māsatrayādūrdhvataḥ//10//

应该通过左鼻腔吸气，住气，再通过右鼻腔呼气。再通过右鼻腔吸气，住气，再经由左鼻腔呼气。如此进行左右鼻腔交替吸气呼气的练习，并逐渐增加练习，三个月或更长时间后，调息练习者的众经脉得到净化。

《哈达瑜伽之光》第二章和《格兰达本集》第五章，主要致力于说明净化经脉调息法（Nadishodhana Pranayama），以及各种不同的住气法〔通常称为阿斯塔住气法（Asta Kumbhaka）〕。《哈达瑜伽之光》谈论了六种净化过程，过胖和黏液质体质的人，可以选择练习这些净化过程。根据斯瓦特玛拉摩，通过反复练习调息，所有类型的杂质都可以清除掉，而其他的练习就不必要了。

连同其他重要练习和信息，斯瓦特玛拉摩共描述了九种调息法。

净化经脉调息法——斯瓦特玛拉摩认为，为了使住气能力达到所需要的程度，有必要正确地净化经脉。因此，《哈达瑜伽之光》告诉我们，只有在充分练习净化经脉的调息之后，才可以练习八种住气法。

净化经脉调息法的技巧——净化经脉调息也被称作Anuloma-Viloma（鼻腔交替呼吸）调息。

鼻腔交替呼吸的练习原则：

（1）吸气的鼻腔不应该随后呼气；

（2）呼气的鼻腔，应再次吸气；

（3）每一次吸气之后，必须要有系统的住气。

传统上，鼻腔交替呼吸调息的练习从左鼻腔的正常呼气开始，然后，这同一鼻腔（即左鼻腔）吸气，即受控制的吸气。然后，按照描述过的方法练习住气。住气后，应该用右鼻腔呼气。这样就完成了一轮鼻腔交替呼吸调息的一半。除非一个人随后立即完成另一半练习，否则就不算完成了一轮此练习。

另一半练习从上半轮呼气的鼻腔、也就是右鼻腔的吸气开始，吸气后按照描述过的方法练习住气。住气之后，用左鼻腔呼气。这样就完成了一轮鼻腔交替呼吸（Anuloma-Viloma）调息。

这里有必要提醒瑜伽练习者，在两轮净化经脉调息之间、或在两次鼻腔交替呼吸调息之间，要非常小心和有意识地避免常规的呼吸。

第11节

प्रातर्मध्यन्दिने सायमर्धरात्रे च कुम्भकान् ।
शनैरशीतिपर्यन्तं चतुर्वारं समभ्यसेत् ।।११।।

prātarmadhyandiṇe sāyamardharātre ca kumbhakān/
śanairaśītiparyantaṃ caturvāraṃ samabhyaset//11//

住气练习应该每天进行4次——早晨、中午、傍晚和午夜，逐渐地和缓慢地增加住气的轮数，直到达到每次练习80轮。

练习量——《哈达瑜伽之光》规定的理想练习量是一次练习调息80轮。然而，它也告诉我们，应该缓慢地、逐渐地达到每次练习80轮。为此，斯瓦特玛拉摩使用了“Shanaih”（缓慢地/逐渐地）一词。这个词在这里也用来表示每次练习的轮数，即应该缓慢地达到每次80轮。而类似的指导，我们在住气法中也可以见到。据说理想的住气练习是一天四次。所以，每次应该达到的理想的调息比率为1∶4∶2（即吸气∶住气∶呼气的比率为 1：4：2），而练习最初的比率只是 1：1：2。

练习频率——在现代，我们每次调息 20 或 30 轮。我们抱怨，这个文本中提到的效果不明显。毫无疑问，如此之多的真实努力的调息练习足以实现身体上的优势，但要获得灵性的益处还需要更加密集的练习。

《哈达瑜伽之光》要求人们一天练习四次调息法：早晨，中午，傍晚，午夜。

然而，婆罗门南达在他的评论中曾提到一个传统，这个传统省略了在午夜的练习：即如果一天练习四次调息法，每次 80 轮，那么一天中总计练习 320 轮；如果一天练习 3 次，则总计练习 240 轮。

第 12 节

कनीयसि भवेत्स्वेदःकम्पो भवति मध्यमे ।
उत्तमे स्थानमाप्नोति ततो वायुं निरोधयेत् ।।१२।।

kanīyasi bhavetsvedaḥ kampo bhavati madhyame/
uttame sthānamāpnoti tato vāyuṃ nirodhayet//12//

练习者取得成效，在最低阶段的标志是，练习者会出汗；中间阶段，练习者会（沿着脊柱）悸动；而在最高阶段，练习者会达致一种再没有什么需要进一步成就的状态。因此，呼吸应该得到控制。

在古代，人们还没有发明出手表，但是瑜伽士非常具有时间感。在有关调息法的语境中，他们使用“matra”（玛陀罗）这一词语来指代时间单位。

根据《格兰达本集》（V/55），调息练习以玛陀罗为基础被分为三阶段。

吸 气 玛陀罗	住 气 玛陀罗	呼 气 玛陀罗	类 型
20	80	40	最佳
16	64	32	中级
12	48	24	最低

上表清楚地表明，调息中吸气、住气、呼气的比率应按 1∶4∶2 进行。我们能够理解时间比率，但是一个玛陀罗的时间有多长？人们对此没有一致的理解。《哈达瑜伽之光》的评论者婆罗门南达在他对《哈达瑜伽之光》的评论中提出了如下的玛陀罗概念：

（1）拇指和中指打响指产生声音，三次为一个玛陀罗。

（2）手掌在膝盖上移动 3 次为一个玛陀罗。

（3）击掌 3 次为一个玛陀罗。

然而，斯坎达普罗纳（Skandapurana，婆罗门南达在评论《哈达瑜伽之光》II/12 曾引证过他的话）提醒我们，通过手指打响指、或者击掌、或者在膝盖上移动手掌都不应该太快或者太慢。

在练习调息时，这样一种时间估算并不容易。

现代玛陀罗概念。比较起来，现代的时间单位容易遵守。如果一个玛陀罗换算成一秒，练习者就容易计算了。按此方式计算

（1）调息的最低类型——鼻腔交替呼吸调息一轮的时间为：12＋48＋24＝84 秒×2＝168 秒。

（2）调息的中级类型——鼻腔交替呼吸调息一轮的时间为：16＋64＋32＝112 秒×2 ＝ 224 秒。

（3）调息的最佳类型——鼻腔交替呼吸调息一轮的时间为：20＋80＋40＝140 秒×2＝280 秒。

为了得出鼻腔交替呼吸调息一轮所需的全部时间，已经作了双倍的计算了。

一定不要忘记，这些阶段都是在正确的训练下非常缓慢地逐渐达成的。《哈达瑜伽之光》非常明确地警告调息练习者：正如驯服大象、狮子或老虎等野兽需要缓慢地进行一样，类似的，呼吸也应该缓慢地加以控制，否则就会伤害练习者（《哈达瑜伽之光》II/15）。

按照调息的理想比率即 1：4：2，即使在最低阶段一个吸气、住气和呼气的过程也要 84 秒，在练习的开始阶段，这也是相当困难的。如果给自己增压或者抑制自己，就可能导致不利的后果。练习者必须记住，调息练习一定要在合格的瑜伽教练指导和监控下，并根据练习者个人的身体气息容量和能力缓慢地进行。

对于调息练习者，不但要小心地观察时间单位，而且吸气的时间比率须得到维持，即 1(吸气)： 2(呼气)。

住气的比率，传统上推荐的是吸气的 4 倍，但个体可以依据自己的气息容量作出修正。

即便吸气和呼气的比率为 1∶2，也应该仔细检查个体的气息容量以决定时间单位。练习者应更加合理、更加现实地而不是狂热地练习。绝对不要忘记，调息练习涉及身体中生死攸关的脏器。在学习练习的过程中，出于狂热，练习者的吸气一下达到 12 个时间单位（即 12 秒），但在呼气时，为了维持 1∶2 的比率，就要达到 24 个时间单位（即 24 秒），而这是非常困难的。

因此建议，我们必须仔细地依靠这样的吸气和呼气的时间单位，如此我们才能逐渐增加我们的气息容量，而且也绝不会感到气息被耗尽。以下是练习调息法非常实用的方针：

（1）绝不超出个体气息容量的极限；

（2）使用个体身体最适宜的气息容量。

第 13 节

जलेन श्रमजातेन गात्रमर्दनमाचरेत् ।
दृढता लघुता चैव तेन गात्रस्य जायते ।।१३।।

jalena śramajātena gātramardanamācaret/
dṛḍhatā laghutā caiva tena gātrasya jāyate//13//

要用练习中产生的汗水按摩身体。这会使身体获得力量，变得轻盈。

练习调息的最低成就是导致出汗，因为这种练习会使身体发热。出汗可以作为获得调息最低成就的信号。有人建议，不应该擦掉这些汗水，而要让它们被身体重新吸收。这不仅会保护练习者的力量，也会使身体轻盈。

第14节

अभ्यासकाले प्रथमं शस्तं क्षीराज्यभोजनम् ।
ततोऽभ्यासे दृढीभूते न तादृङ्नियमग्रहः ।।१४।।
abyāsakāle prathamaṃ śastaṃ kṣīrājyabhojanaṃ/
tato'bhyāse dṛḍhībhūte na tādṛṅniyamagrahaḥ//14//

在练习初期，含有牛奶和酥油的食物是有益的。之后，当练习逐渐稳固时，就不需要遵守这一食物限制了。

由于集中的调息练习，更多的出汗也燃烧了脂肪，这可能会导致虚弱。为了补充维持身体的力量，推荐食用充足数量的酥油和牛奶。但是，一旦练习稳固了，就不必遵守这样的饮食规定了。

第15节

यथा सिंहो गजो व्याघ्रो भवेद्वश्यः शनैः शनैः ।
तथैव सेवितो वायुरन्यथा हन्ति साधकम् ।१५।।

yathā siṃho gajo vyāghro bhavedvaśyaḥ śanaiḥ śanaiḥ/
tathaiva sevito vāyuranyathā hanti sādhakam//15//

正如驯服狮子、大象和老虎这样的野兽是缓慢地即逐渐地进行的一样，类似的，呼吸的练习也是如此，要缓慢或逐渐地进行。否则就可能伤害练习者自身。

哈达瑜伽中的调息练习是最为复杂的练习，同时也是最为迷人的练习。一次练习太多而不考虑到后果，我们就成了高度狂热的调息练习者。我们认为，住气是调息练习最为重要的方面。我们一定不能忘记：在练习调息时，我们正在影响身体中最精妙的系统即呼吸系统。因此，任何轻率的举动或不完整的技巧知识都可能损害这一系统，并导致各种问题。这就是为什么在瑜伽文献中反复警告调息练习应该逐渐地增加和增强的原因。斯瓦特玛拉摩建议，正如野兽需要逐渐驯服一样，类似的，呼吸也应该逐渐地得到控制。这一点在下一节将得到进一步澄清。

第16节

प्राणायामेन युक्तेन सर्वरोगक्षयो भवेत् ।
अयुक्ताभ्यासयोगेन सर्वरोगसमुद्भवः ।।१६।।

prāṇāyāmena yuktena sarvarogakṣayo bhavet/
ayuktābhyāsayogena sarvarogasamudbhavaḥ//16//

正确的调息练习可以消除各种疾病，而不正确的调

息练习则会引发所有的疾病。

第 17 节

हिक्का श्वासश्च कासश्च शिर:कर्णाक्षिवेदना: ।
भवति विविधा रोगा: पवनस्य प्रकोपत: ।।१७।।

hikkā śvāsaśca kāsaśca śiraḥ karṇākṣivedanāḥ/
bhavanti vividhā rogāḥ pavanasya prakopataḥ//17//

由于气息失调，会产生各种疾病，如打嗝、呼吸障碍、咳嗽、头痛、耳痛和眼痛。

除了非常谨慎地逐渐增加调息练习之外，同样重要的是：我们要熟知正确的技巧，并且非常忠实地遵循这些技巧。第 16 节强调的是正确的技巧。我们不能把调息仅仅认同为住气，而同样重要的是，我们要非常小心地掌握正确的吸气和呼气的技巧。每个练习者都会体验到，当我们在操控呼吸的一个方面（呼气或吸气）时，其另一方面就不大可能保持正常。因此我们练习调息必须精确地计算时间并在我们的气息容量范围内进行。绝不要超出你的能力！也就是说，如果我们违反这一规则，那么就可能导致各种不利后果。第 17 节告诉我们，练习不当可能会导致诸如打嗝、哮喘、呼吸紊乱、呼吸障碍、咳嗽、头痛、耳痛、眼痛等等疾病。然而，调息练习如果正确，就可能使你摆脱各种疾病。

第 18 节

युक्तं युक्तं त्यजेद्वायुं युक्तं युक्तं च पूरयेत्।
युक्तं युक्तं च बध्नीयादेवं सिद्धिमवाप्नुयात् ।।१८।।

yukaṃ yuktaṃ tyajedvāyuṃ yuktaṃ yuktaṃ ca pūrayet/
yuktaṃ yuktaṃ ca badhnīyādevaṃ siddhimavāpnuyāt//18//

正确地呼气，正确地吸气，正确地住气。这样，就应该获得瑜伽成就。

第 19 节

यदा तु नाडीशुद्धिः स्यात्तदा चिह्नानि बाह्यतः ।
कायस्य कृशता कान्तिस्तथा जायेत निश्चितम् ।।१९।।

yadā tu nāḍiśuddhiḥ syāttadā cihnāni bāhyataḥ/
kāyasya kṛśatā kāntistathā jāyeta niścitam//19//

当经脉得到净化之时，练习者的外观肯定会出现某些标志，如身体苗条，面容发光。

第 20 节

यथेष्टधारणं वायोरनलस्य प्रदीपनम् ।
नादाभिव्यक्तिरारोग्यं जायते नाडिशोधनात् ।।२०।।

yatheṣṭadhāraṇaṃ vāyoranalasya pradīpanam/
nādābhivyaktirārogyaṃ jāyate nāḍiśodhanāt//20//

经脉净化的一个结果是，练习者获得了个人所需的住气能力，胃火增加，听到内在的秘音，身体健康。

根据《哈达瑜伽之光》，如果分析经脉净化调息的重要性，我们可能会惊讶地注意到，哈达瑜伽练习有成的标志（《哈达瑜伽之光》II/ 78）与经脉净化调息有成的标志惊人的相似。这只是提示我们，哈达瑜伽的练习与经脉净化调息彼此之间是平等的。

我们可以适当地引用纳塔摩尼（Nath Muni）撰写的《瑞哈夏瑜伽》（*Yoga Rahasya*）的文字（IV/103、104）："在所有体位中，头倒立姿势和莲花坐被认为是最好的。类似的，在所有调息法中（瑜伽文本中可以见到八种住气法），经脉净化调息法胜于所有其他住气法，因为所有其他住气法只有一种效果，而经脉净化调息法会产生所有的综合效果。"

第21节

मेदःश्लेष्माधिकः पूर्वं षट्कर्माणि समाचरेत् ।
अन्यस्तु नाचरेत्तानि दोषाणां समभावतः ।।२१।।
medaḥ śleṣmādhikaḥ pūrvaṃ ṣaṭkarmāṇi samācaret/
anyastu nācarettāni doṣāṇāṃ samabhāvataḥ//21//

那些身体肥胖、体质多黏液的人，在练习经脉净化调息法之前，应该首先练习六种净化法。其他人则不要

求做此类练习，因为他们的三种体液处于平衡状态。

净化法，在哈达瑜伽术语中一般被称作六种净化法（Shat Karma或者Shodhana Karma）。它是一套六种练习，一般认为其目的是净化身体中六个不同的重要部位。在哈达瑜伽文本中，我们没有发现其对净化法的描述受到了帕坦伽利的影响。如果从分析的观点来看，所有的瑜伽练习在某种程度上都是一个净化的过程。在获得对心的意识波动的控制之前，必须首先要通过静心（cittaprasadana）和总制（专念，Samyama）的方法净化心。在帕坦伽利的劝制（Niyama）课程中，净化，表示精神（内在的）和身体（外在的）两者的净化。《格兰达本集》认为，所有的瑜伽练习全都导向身体的净化。《楼陀罗亚玛坦多罗》（*Rudrayamalatantra*，24.39）认为，体位是为了身体净化。印度圣传文献认为，调息的最高的目的就是净化。《高罗克萨—沙塔卡》（54）也说，通过调息，所有类型的疾病都消除了。哈达瑜伽的练习，诸如至善坐（《哈达瑜伽之光》I/39）、风箱式（Bhastrika）住气法（《哈达瑜伽之光》II/66）和萨克提提升身印（Shaktichalana）（《哈达瑜伽之光》III/119）除了授予它们各自特殊的练习目的外，也有导向净化的功能。至善坐和萨克提提升身印净化72000条经脉。而风箱式住气法，则通过消除诸如痰等污秽来净化中脉的入口。《哈达瑜伽之光》认为，为了消除肥胖和黏液，这是非常重要的。没有肥胖症和非黏液质的人就不必练习这些净化法。

第22节

धौतिर्बस्तिस्तथा नेतिस्त्राटकं नौलिकं तथा ।
कपालभातिश्चैतानि षट्कर्माणि प्रचक्षते ।।२२।।
dhautirbastistathā netistrāṭakaṃ naulikaṃ tathā/
kapālabhātiścaitāni ṣaṭkarmāṇi pracakṣate//22//

这六种净化法是：上腹腔洁净法、大肠洁净法、鼻腔洁净法、凝视法、腹腔旋转法和头颅清明法。

这里，虽然《哈达瑜伽之光》仅仅告诉我们六种洁净法，但是斯瓦特玛拉摩则为我们说明了七种：

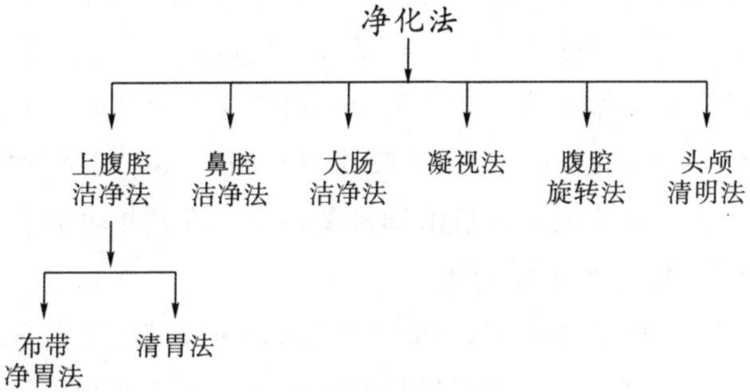

在《格兰达本集》中，我们发现了更加详细的净化法说明。它总共描述了20种净化法。

第 23 节

कर्मषट्कमिदं गोप्यं घटशोधनकारकम् ।
विचित्रगुणसंधायि पूज्यते योगिपुङ्गवैः ।।२३।।

karmaṣaṭkamidaṃ gopyaṃ ghaṭaśodhanakārakam/
vicitraguṇasandhāyi pūjyate yogipuṅgavaiḥ//23//

要保守这六种净化法的秘密。如果它们净化身体，也就给予身体特别的品质，伟大的瑜伽士崇拜这六种净化法。

人们常常误解或者误传瑜伽课程中净化法的目的。很多时候，人们把它当做瑜伽中形成的减肥或者治愈咳嗽的系统方法（《哈达瑜伽之光》II/21）。自从在诸如《哈达瑜伽之光》这样的标准文本中发现净化法以来，人们对它的治疗作用已经有了极大的认识，但很少有人提及它的瑜伽价值。它在治疗方面常常与阿育吠陀系统（Ayurvedic system）的五疗法（Pancha Karma）相一致，但它真正的瑜伽价值却被忽视了。在这里，则尝试发现其真正的瑜伽目的。

所有的瑜伽练习，都是为了达到对我们所有的无意识行为或者反射性行为进行自觉的控制。无意识地活动着的心意必须得到控制，必须要听从我们的命令。帕坦伽利的《瑜伽经》也提醒我们要驾驭住我们的反射性行为。体位法训练我们的身体要按照我们的意志进行长时间的静坐。呼吸，这一随着我们出生以来的生命进程而持续进行的无意识活动，也以一种特殊方式受到训练，使得调息练习成为自觉的。所有其他瑜伽练习以及净化法也不例外。《格兰达本集》似乎更加公正，它认为，净化法是“格塔”（哈达）瑜伽中之基本的和首要的一支。而本文的作者也认识到了净化法的价值。在这里，我们试图更为合理地理解这些净化法：它们是如何使我们能够自觉地控制我们的无意识行为并引导我们控制反射性行为的。

上腹腔洁净法——为了自觉地控制蠕动活动和反蠕动活动二者而训练心意和身体。通常我们都会碰到反蠕动活动，但通过训练，我们会造就蠕动活动。类似的，通过呕吐洁净法（Vamana-Dhauti），我们学会了反蠕动活动。

大肠洁净法——直肠通道是为了排出身体的废物（大便）。水通过这一通道可以清洁肠子。这一净化法一般被认为是物理疗法中的灌肠法。它借用重力的作用把水灌入并通过直肠来清洁肠子。但是，大肠洁净法训练身体通过这一低位的直肠通道把水吸进来而进行清洁。在其他任何体系中，我们没有发现其他类似的自觉控制这一低位通道的方法。

鼻腔洁净法——把任何外来之物插入鼻腔，想想就都会产生一种排斥。把一根细绳插入鼻腔再通过口腔把细绳拉出来，这更加困难，但我们要训练我们的心意去接受这样的练习。

凝视法——这一方法训练眼睛相当长时间地睁着。通常我们的眼睑会频繁间隔性地闭上。眨眼是一个自然的过程。通过凝视法训练，人们可自觉地控制眨眼。

腹腔旋转法——在其他任何训练中都没有类似的方法来训练控制内部脏器。这里，为了相同的目的，直肌得到控制和隔离。

头颅清明法——在正常呼吸情况下，我们的呼气都是被动的，而吸气是主动的。在头颅清明法训练中，我们倒转这一平常的活动，使得我们主动呼气，被动吸气。

第 24 节

तत्र धौतिः
चतुरङ्गुलविस्तारं हस्तपञ्चदशायतम् ।
गुरूपदिष्टमार्गेण सिक्तं वस्त्रं शनैर्ग्रसेत् ।
पुनः प्रत्याहरेच्चैतदुदितं धौतिकर्म तत् ।।२४।।

tatra dhautiḥ
caturaṅgulavistāraṃ hastapañcadaśāyatam/
gurūpadiṣṭamārgeṇa siktaṃ vastraṃ śanairgraset/
punaḥ pratyāhareccaitaduditaṃ dhautikarma tat//24//

现在讲解上腹腔洁净法。

湿布条一根，**4** 指宽，**15** 肘尺长，根据古鲁教导的

方法，慢慢吞下，再取出来。这就是上腹腔洁净法。

第 25 节

कासश्वासप्लीहकुष्टं कफरोगाश्च विंशतिः ।
धौतिकर्मप्रभावेन प्रयान्त्येव न संशयः ।।२५।।
kāsaśvāsaplīhakuṣṭaṃ kapharogāśca viṃśatiḥ/
dhautikarmaprabhāvena prayāntyeva na saṃśayaḥ//25//

毫无疑问，练习上腹腔洁净法可以永久地治愈咳嗽、呼吸失调、脾脏失调、皮肤病和 20 种与卡法有关的疾病。

这种上腹腔洁净法一般称为布带净胃法，因为这一方法中使用了一条特定长度的布条。在吞下布条前，布条一定要消毒。在练习之后，布条一定要洗净、烘干并保存在一个没有灰尘、虫子等的地方。布带净胃法逐渐训练我们的心接受这种元素从口腔进入。通常这样的进入是被排斥的，如果仍然强迫进入，则反蠕动活动就会启动。通过这种练习，心会受到训练并控制这一反蠕动活动。这一方法也具有较高的治疗价值。据说，这一方法对治疗气喘、脾脏失调以及 20 种与卡法有关的疾病很有作用。布带净胃法可以刺激喉轮（vishuddha）、心轮（Anahata）和脐轮（Manipura）。

斯瓦特玛拉摩提到的 20 种与黏液质有关的疾病，

受到了阿育吠陀文本《阇罗迦本集》(*Charak Samhita*)的影响。根据《阇罗迦本集》(总论,20∶10—17),特殊病症的发生是由于风、火和土的损害。它宣称,风损会产生80种疾病,火损产生40种疾病,土损产生20种疾病。这20种疾病列举如下:

(1) Tripti 神经性厌食症

(2) Tandra 嗜睡症

(3) Nidradhikya 睡眠过多

(4) Staimitya 羞怯

(5) Gurugatrata 身体过重

(6) Alasya 无精打采

(7) Mukhamadhurya 口腔发甜

(8) Sleshmodgirana 咳痰

(9) Mukhasrava 流涎水

(10) Maladhikya 腹泻

(11) Balasaka 消瘦

(12) Apakti 消化不良

(13) Hridayopalepa 心痰

(14) Kanthopalepa 喉痰

(15) Dhamanipratichaya 血管硬化

(16) Galaganda 甲状腺肿大

(17) Atisthaulya 肥胖症

(18) Shitagnita 消化力不足

(19) Udarda 荨麻疹

（20） Svetavabhasata yatha svetamutranetravarcastva 苍白，诸如尿白、眼白、脸苍白

第26节

अथ गजकरणी
उदरगतपदार्थमुद्वमन्तिपवनमपानमुदीर्य कण्ठनाले ।
क्रमपरिचयवश्यनाडिचक्रागजकरणीति निगद्यते हठज्ञैः ।।२६।।

atha gajakaraṇī
udaragatapadārthamudvamanti pavanamapānamudīrya kaṇṭhanāle/
kramaparicayavaśya nāḍicakrā gajakaraṇīti nigadyate haṭhajñaiḥ//26//

现在讲解清胃法。

由于下行气上升，逐渐地控制了与之相连的经脉群，即对这些经脉群发生了作用，吞进腹腔中的食物就会通过喉咙呕吐出来。那些通晓哈达瑜伽者，把这种洁净法称为清胃法，即模仿大象的洁净法。

这一方法也就是著名的呕吐洁净法。这一洁净法要求尽可能多地喝下加了少量盐的温水直到喉部；然后，用手指抠喉部而使之产生蠕动活动，喝下的水就会全部从肚子中呕吐出来。那些已经成就了这一方法的人，则不需要抠喉部，他们只要希望产生这一反蠕动活动，喝下的水就会毫不费力地从嘴里吐出来，就好像大象从它

的吼声中喷出水来一样。这就是清胃法。

下行气主要与把废弃之物排出体外的功能有关。排尿、排便、发汗、呼气，所有这些据说都是下行气的功能。在这个文本中，这里使用下行气，可以理解为能控制反蠕动活动。脉轮（Nadi Chakra）可能涉及从口腔到肛门之所有消化道。

清胃法也会刺激喉轮和脐轮。

第27节

अथ बस्तिः
नाभिदघ्नजले पायु न्यस्तनालोत्कटासनः ।
आधाराकुञ्चनं कुर्यात् क्षालनं बस्तिकर्म तत् ।।२७।।

atha bastiḥ
nābhidaghnajale pāyu nustanālotkaṭāsanaḥ/
ādhārākuñcanaṃ kuryāt kṣālanaṃ bastikarma tat//27//

现在讲解大肠洁净法。

蹲在水中深及肚脐，用一小管插入肛门，收缩肛门。这样的练习就是所谓大肠洁净法。

第28节

गुल्मप्लीहोदरं चापि वातपित्तकफोद्भवाः ।
बस्तिकर्मप्रभावेन क्षीयन्ते सकलामयाः ।।२८।।

gulmaplīhodaraṃ cāpi vātapittakaphodbhavāḥ/
bastikarmaprabhāvena kṣīyante sakalāmayāḥ//28//

大肠洁净法（basti）可以减轻与腺体、脾脏、腹部等有关的疾病，治愈由风、火、土的失衡所引发的疾病。

第 29 节

धात्विन्द्रियान्तःकरणप्रसादं दद्याच कातिं दहनप्रदीप्तिम् ।
अशेषदोषोपचयं निहन्यादभ्यस्यमानं जलबस्तिकर्म ।।२९।।
dhātvindriyāntaḥkaraṇaprasādaṃ dadyācca kāntiṃ dahanapradīptim/
aśeṣadoṣopacayaṃ nihanyād abhyasyamānaṃ jalabastikarma//29//

规则地练习水洗大肠洁净法，可使人体组织诸重要部位、感官和内部器官健康，身体有光泽，胃火增加，完全消除由于体液失衡而积累的失调。

实际上，Basti 的意思就是水洗。这就是为什么在《萨卡玛桑格朗哈》（*Satkarmasangraha*，凯瓦拉亚答玛瑜伽研究所出版）一书中有诸如 Netra Basti、Karna Basti 等用法的原因。这只是提示我们，清洗眼睛或者耳朵，可分别称为 Netra Basti（眼睛洁净法）或 Karna Basti（耳朵洁净法）。但在瑜伽中，我们发现有 Basti pradesha 的用法，其意思是清洗的部位。根据《格兰达本集》（I/47），清洗的部位包括从肛门依次到肚脐。更加精确地说，从肚脐到肛门的整个部位叫做洁净的部位。从内部净化这整个部位的任何方法都可以称作洁净法。这一意义上的洁净法更加普遍。

在大肠洁净法的练习中，利用插入肛门的管子，从而把水从肛门吸进来。第 27 节教导的技巧只是提示我们要练习先收缩，然后放松肛门括约肌。但是，练习者可能会发现，仅仅收缩和放松肛门并不会导致吸进水。因此，为了成就此洁净法，要练习产生内部负压的腹腔旋转法（Nauli，它被认为是六种洁净法之一），这样才会通过管子吸进水来。而吸进来的水则会通过正常的自然反应被排出去。

练习此种洁净法有助于治疗诸如腺体失衡、腹部脾脏失调等引发的疾病，也可以有效地治疗三种体液失衡产生的疾病；水洗大肠洁净法还可以很好地促进人体组织诸重要部位、感官和内部器官健康，也可以增加胃火，使得脸部有光泽，消除产生于有缺陷的新陈代谢引发的疾病。（《哈达瑜伽之光》II/28、29）

不熟悉克里亚瑜伽（yogic Kriya，又译为行动瑜伽）机制和微妙之处的人们，错误地把大肠洁净法等同于现代的灌肠术。在“灌肠术”和“洁净法”之间存在根本的不同。在灌肠术中，水通过重力进入直肠。而在洁净法中，水通过反重力进入腹部。灌肠术是水被动地进入身体的行为，而洁净法则是练习者主动地吸入水的过程。灌肠术无须训练；而与此相反，人们要持续练习洁净法，才能在此练习中越来越有效果。

大肠洁净法有望刺激海底轮（根轮，Muladhara）、腹轮（Swadhisthana）和脐轮（Manipura）。

第 30 节

अथ नेतिः
सूत्रं वितस्ति सुस्निग्धं नासानाले प्रवेशयेत् ।
मुखान्निर्गमयेच्चैषा नेतिः सिद्धैर्निगद्यते ।।३०।।
atha netiḥ
sutraṃ vitasti susnigdhaṃ nāsanāle praveśayet/
mukhānnirgamayeccaiṣā netiḥ siddhairnigadyate//30//

现在讲解鼻腔洁净法。

将 12 指长、非常润滑的棉线插入鼻腔，再从口腔取出来，这就是成就的瑜伽士所谓的鼻腔洁净法。

第 31 节

कपालशोधनी चैव दिव्यदृष्टिप्रदायिनी ।
जत्रूर्ध्वजातरोगौघं नेतिराशु निहन्ति च ।।३१।।
kapālaśodhani caiva divyadṛṣṭipradāyinī/
jatrūrdhvajātarogaughaṃ netirāśu nihanti ca//31//

鼻腔洁净法净化额窦，获得非凡的视力，消除肩部以上的疑难疾病。

鼻腔洁净法一般被称作棉线净鼻术（Sutra Neti），

其另一种形式是盐水净鼻术（Jala Neti）。只有在某些传统的瑜伽院中才教授鼻腔洁净法。斯瓦米·库瓦拉雅南达吉尝试用橡胶导管来替代棉线。橡胶导管平滑且容易获得，可以正确地消毒，也很容易插入鼻腔。练习此法，必须要在古鲁的指导下，保持双手洁净，指甲修剪适当。

《哈达瑜伽之光》的评论者婆罗门南达曾不止一次提及鼻腔洁净法的传统。根据他的看法，在一侧鼻腔插入一小段棉线之后，就应该吸气，并立即但温和地闭住插入棉线的那侧鼻腔，通过另一侧鼻腔用力呼气。婆罗门南达说，这样做几次，棉线就会从另一侧鼻腔中出来了。

另一种形式的鼻腔洁净法，即盐水净鼻术，似乎是婆罗门南达描述的鼻腔洁净法的修正法。在盐水净鼻术中，替代用棉线插入鼻腔并从另一侧鼻腔拉出来这一方式，它是用水来进行练习，即从一侧鼻腔吸进水，从另一侧鼻腔出水。

这两种方式的鼻腔洁净法都会净化额窦，高度改善弱视，抵御肩膀以上的所有疾病。

这一洁净法刺激额轮（Ajna）和喉轮（Vishuddha）。

第 32 节

अथ त्राटकम्

निरीक्षेन्निश्चलदृशा सूक्ष्मलक्ष्यं समाहितः ।

अश्रुसम्पातपर्यन्तमाचार्यैस्त्राटकं स्मृतम् ।।३२।।

atha trāṭakaṃ

nirīkṣenniścaladṛśā sūkṣmalakṣyaṃ samāhitaḥ/

aśrusaṃpātaparyantamācāryaistrāṭakaṃ smṛtam//32//

现在讲解凝视法。

心意专注，双眼稳定地凝视一微小物体，直到眼睛流泪。这就是瑜伽修炼者所说的凝视法。

第 33 节

मोचनं नेत्ररोगाणां तन्द्रादीनां कपाटकम् ।

यत्नतस्त्राटकं गोप्यं यथा हाटकपेटकम् ।।३३।।

mocanaṃ netrarogāṇāṃ tandrādīnāṃ kapāṭakam/

yatnatastrāṭakaṃ gopyaṃ yathā hāṭakapeṭakam//33//

凝视法消除眼睛疾病，不再懒惰等等。应该像保护金盒子一样努力保守这一方法的秘密。

凝视法是一种眼部练习。在第 32 节中对这一练习给出了以下的指导。

凝视的物体——凝视法选择的物体必须是微小的。

通常人们偏爱蜡烛光。这一选择背后的理念是，凝视法选择的物体应该不受思维的束缚。因为，如果选择的物体与思维有关，那么心意就极有可能卷进与之相关的思想中。然而，这不是凝视法所想要的。因此，“Sukshmalakshya”意味着“与任何思想无关的物体”。

凝视的方法——眼睛一眨不眨地凝视物体。眼睛通常的倾向是：在特定的间隔中眨眼。这是眼睛构造的要求。但是，必须克服眨眼这一习惯性反射。凝视法就是控制这一习惯性反射的训练。

凝视的持续时间——因为眼睛有着反射性眨眼这一动作，如果控制住这一动作，让眼睛一直睁着，眼泪就会流下来。因为每个人能力不同，凝视的时间一直没有用分或秒等术语予以提出。一般的陈述是“直到眼泪流出”。在第一次练习时，眼泪可能在一两分钟内就流出来了。但是，我们不间断地持续练习相当长的时间后，我们就会发现，不眨眼地凝视的持续时间会增加，眼泪也会晚些流出来。这一指导说明，当眼泪流出来的时候就可以眨眼了。

心意的条件——在练习凝视法期间，心理条件必须与这一凝视练习完全一致，并且只是凝视物体。为了确保这一心理条件，建议选择与思想或观念无关的物体。这可以帮助练习者更加专注，促进凝视法的精进。

这一练习可以消除所有与眼睛有关的疾病，并且可以不再懒惰。

凝视法刺激额轮。

第 34 节

अथ नौलिः
अमन्दावर्तवेगेन तुन्दं सव्यापसव्यतः ।
नतांसो भ्रामयेदेषा नौलिः सिद्धैः प्रचक्ष्यते ।।३४।।
atha nauliḥ
amandāvartavegena tundaṃ savyāpasavyataḥ/
natāṅso bhrāmayedeṣā nauliḥ siddhaiḥ pracakṣyate//34//

现在讲解腹腔旋转法。

弯曲肩膀，腹部从左侧到右侧（并且也从右侧到左侧）快速旋转。获得成就的瑜伽士把这一方法称作腹腔旋转法。

第 35 节

मन्दाग्निसंदीपनपाचनादिसंधायिकानन्दकरी सदैव ।।
अशेषदोषामयशोषणी च हठक्रियामौलिरियं च नौलिः ।।३५।।
mandāgnisandīpanapācanādisandhāyikānandakarī sadaiva/
aśeṣadoṣāmayaśoṣaṇī cahaṭhakriyāmauliriyaṃ ca nauliḥ//35//

腹腔旋转法会增加弱化的胃火，改善消化不良，释放快乐，完全消除体液失衡引发的疾病。人们认为，这一腹腔旋转法是哈达瑜伽净化法中最好的净化法。

实际上，这一练习与腹部直肌的隔离有关。把腹部直肌从左侧到右侧顺时针移动、再从右侧到左侧逆时针移动，这就是腹腔旋转法。

只有那些已经练习了收腹收束法的人才能练成腹腔旋转法。在完全呼气之后，升起腹部隔膜形成一个腔。维持这一姿势，向下再向上朝趾骨上的那个点拉动。以同样的方法，患便秘的人为了排便也会给这点施加压力。这就导致腹部直肌的隔离，直肌被抬升至胃中部。这就叫做中央旋转法（Madhya Nauli）。现在，随着左右手压迫大腿，旋转也朝向右侧或者左侧。

在瑜伽文献中，旋转法很受崇拜。《哈达瑜伽之光》第 35 节把它放在净化法之首位。它增加胃火，改善消化，消除所有因体液失衡引发的疾病。

旋转法刺激脐轮和腹轮。

第 36 节

अथ कपालभाति
भस्त्रावल्लोहकारस्य रेचपूरौ ससंभ्रमौ।
कपालभातिर्विख्याता कफदोषविशोषणी ।।३६।।

atha kapālabhātiḥ
bhastrāvallohakārasya recapūrau sasaṃbhramau/
kapālabhātirvikhyātā kaphadoṣaviśoṣaṇī//36//

现在讲解头颅清明法。

模仿铁匠风箱的声音，努力呼气和吸气。这就是著

名的头颅清明法。它消除黏液失衡引起的疾病。

头颅清明法的传统技巧包括有力地呼气和被动地吸气。练习方法有两种。

一是采取莲花坐，抬起横膈膜，放松腹部，然后紧闭嘴巴强有力地、一次性地用鼻腔排气。排气之后，不要试图吸气，而只是放松腹部，气息将会自行进来。排气的时候，要谨记：随着每一次的排气，要拉动肚脐下的区域。然而，这只是有助于抬起横膈膜。

另一种做法不要求抬起横膈膜，它只涉及腹部运动。其他技巧则与第一种类似。这一练习与正常的呼吸相反。尽管我们通常不能觉知，但生理上的事实是，在正常的呼吸中，吸气是主动的，呼气是被动的。而这一头颅清明法则是反向的。在这一过程中，呼气是主动的，而吸气是被动的。

根据《哈达瑜伽之光》，这一方法也是风箱式住气法（Bhastrika Kumbhaka）的一部分。人们认为，这一方法对于治疗黏液失调是相当有效的。

这一方法刺激额轮、腹轮和脐轮。

第 37 节

षटकर्मनिर्गतस्थौल्यकफदोषमलादिकः ।
प्राणायामं ततः कुर्यादनायासेन सिद्धयति ।।३७।।

ṣaṭkarmanirgatasthaulya kaphadoṣamalādikaḥ/
prāṇāyāmaṃ tataḥ kuryādanāyāsena siddhyati//37//

通过这六种净化法的练习，消除了身体肥胖、黏液质失衡、不纯等等，之后，就可以轻松地获得调息的成功。

这里非常清楚地说明了六种净化法主要有助于消除肥胖和痰症。调息的成功需要消除肥胖和痰症。

第 38 节

प्राणायामैरेव सर्वे प्रशुष्यन्ति मला इति ।
आचार्याणां तु केषाञ्चिदन्यत् कर्म न संमतम् ।।३८।।

prāṇāyāmaireva sarve praśuṣyanti malā iti/
ācāryāṇāṃ tu keṣāñcidanyat karma na saṃmatam//38//

因此，只是通过练习各种住气法，就可以完全消除所有的不纯，有些瑜伽导师和练习者因此就不再支持练习其他净化法了。

这一节与之前的第 37 节有矛盾。净化法的重要性完全减弱了，因为据说调息的贡献有两方面：（1）消除肥胖和痰症并建立黏液平衡，（2）净化 72000 条经脉。

斯瓦特玛拉摩通过这一陈述提升了调息对上述两个目的的重要性。

第 39 节

ब्रह्मादयोऽपि त्रिदशाः पवनाभ्यासतत्पराः ।

अभूवन्नन्तकभयात् तस्मात् पवनमभ्यसेत् ।।३९।।

brahmādayo'pi tridaśāḥ pavanābhyāsatatparāḥ/

abhūvannantakabhayāt tasmāt pavanamabhyaset//39//

创造之神梵天与诸神，也专心于调息的练习，克服了对死亡的恐惧。因此，我们应该练习与呼吸相关的练习，即调息法。

这一节再次肯定了调息法的重要性，并且论说了练习调息的荣耀。这一练习可以使我们获得克服死亡恐惧的能力。

第 40 节

यावद्बद्धो मरुद्देहे यावच्चित्तं निराकुलम् ।

यावद्दृष्टिर्भ्रुवोर्मध्ये तावत् कालभयं कुतः ।।४०।।

yāvadbaddho maruddehe yāvaccittaṃ nirākulam/

yāvaddṛṣṭirbhruvormadhye tāvat kālabhayaṃ kutaḥ//40//

只要气息控制在体内，心意不受扰乱，凝视眉心，就没有对死亡的恐惧。

对于生命过程，生命气是重要的。生命气离开身体就意味着死亡。但是通过调息练习，即便是死亡也能够避免。住气对于身体克服对死亡的恐惧是一个关键的因素。这一节列举了克服死亡的三个重要条件：

（1）住气，即练习住气法；

（2）心意平静；

（3）凝视眉心。

第41节

विधिवत् प्राणसंयामैर्नाडीचक्रे विशोधिते ।
सुषुम्नावदनं भित्वा सुखाद्विशति मारुतः ।।४१।।

vidhivat prāṇasaṃyāmairnāḍīcakre viśodhite/
suṣumnāvadanaṃ bhitvā sukhādviśati mārutaḥ//41//

通过系统地控制呼吸，在经脉群得到净化之后，生命气就容易打开中脉之门，并贯穿中脉。

生命气进入中脉有两个重要的条件。

首先必须通过调息练习净化经脉。但是仅有经脉的净化并不能使生命气进入中脉，除非通过系统的呼吸控制。我们必须记住，调息的系统练习必须要在古鲁的指导下进行！我们一再警告：如果错误地练习调息，不会得到正确的结果，甚至会引发严重的疾病。切记！

第 42 节

मारुते मध्यसंचारे मनःस्थैर्यं प्रजायते ।
यो मनः सुस्थिरीभावः सैवावस्था मनोन्मनी ।।४२।।
mārute madhyasañcāre manaḥsthairyaṃ prajāyate/
yo manaḥ susthirībhāvaḥ saivāvasthā manonmanī//42//

生命气流向中脉，必然导致心意稳定。这一心意稳定之态就是所谓的末那摩尼之境。

我们应该记住，心意与呼吸之间有着密切的关系，对此，斯瓦特玛拉摩在本章第 2 节已有陈述。生命气进入中脉就意味着呼吸的悬置。根据哈达瑜伽，在住气期间生命气进入中脉，就意味着呼吸悬置。而呼吸进一步悬置则意味着心意功能的悬置。斯瓦特玛拉摩把这一阶段等同于末那摩尼。实际上，末那摩尼是三摩地的同义词。（参见《哈达瑜伽之光》IV/3—4）

第 43 节

तत्सिद्धये विधान ज्ञाश्चित्रान् कुर्वन्ति कुम्भकान् ।
विचित्रकुम्भकाभ्यासाद्विचित्रां सिद्धिमाप्नुयात्।।४३।।
tatsiddhaye vidhānajñāścitrān kurvanti kumbhakān/
vicitrakumbhakābhyāsādvicitrāṃ siddhimāpnuyāt//43//

为了达到末那摩尼之境，通晓住气法技巧的练习者

们练习各种各样的住气法。如此练习的结果是获得非凡的力量。

除了引导练习者获得三摩地或末那摩尼外，住气法还能够给予练习者以非凡的力量。

第 44 节

अथ कुम्भकभेदा
सूर्यभेदनमुज्जायी सीत्कारी शीतली तथा ।
भस्त्रिका भ्रामरी मूर्च्छा प्लाविनीत्यष्टकुम्भकाः ।।४४।।

Atha kumbhakabhedāḥ
sūryabhedanamujjāyī sītkārī śītalī tathā/
bhasrtikā bhrāmarī mūrcchā plāvinītyaṣṭakumbhakāḥ//44//

现在讲解各种住气法。

住气法有八种，分别是：太阳脉贯穿法（Surya Bhedana）、乌加依住气法（Ujjayi，喉式呼吸法，最胜住气法）、嘶声住气法（Sitkari）、清凉住气法（Sitali，冷气住气法）、风箱式住气法（Bhastrika）、嗡声住气法（Bhramari，黑蜂呼吸法）、眩晕住气法（Murchha）和漂浮住气法（Plavini）。

不用说，在所有的哈达瑜伽文本中，在瑜伽练习者和瑜伽爱好者中，《哈达瑜伽之光》有着特殊的地位。这可能是因为：

（1）它是处理瑜伽练习的不朽文本；

（2）清晰地描述了瑜伽的技巧；

（3）系统地阐述了瑜伽。

在哈达瑜伽文献中，以上三种品质集中在一个文本中是罕见的。但是，《哈达瑜伽之光》就同时拥有这三种品质。其对于八种住气法的描述也拥有这三种品质。《哈达瑜伽之光》描述的八种住气法分别是：太阳脉贯穿法、乌加依住气法（喉式呼吸法）、嘶声住气法、清凉住气法、风箱式住气法、嗡声住气法（黑蜂呼吸法）、眩晕住气法和漂浮住气法。

把一组住气法叫做八种住气法是非常普遍的。而且，无论在什么地方，人们认为，他们所说八种住气法与哈达瑜伽中所说八种住气法是一样的。但我们认为，这是错误的。

《格兰达本集》也陈述了“八种住气法”。但是《格兰达本集》中列举的八种住气法是不同的，或者至少不是完全一致的。根据《格兰达本集》，八种住气法如下：

《格兰达本集》八种住气法

连结式住气法	Sahita
太阳脉贯穿法	Surya bhedana
乌加依住气法（喉式呼吸法）	Ujjayi
清凉住气法	Shitali
风箱式住气法	Bhastrika

续表

嗡声住气法（黑蜂呼吸法）	Bhramari
眩晕住气法	Murccha
自发式住气法	Kevali

上表中的第一项连结式住气法又分为：持咒式连结式住气法（Sagarbha）和无咒式连结式住气法（Agarbha）。

（一）《哈达瑜伽之光》和《格兰达本集》列举的住气法名称的不同点：

1. 《哈达瑜伽之光》八种住气法中包含有嘶声住气法和漂浮住气法，而《格兰达本集》没有这两种住气法。

2. 《格兰达本集》中的八种住气法包括连结式住气法（Sahita）和自发式住气法（Kevali）。

3. 根据哈达瑜伽，所有八种住气法都是连结式住气法（《哈达瑜伽之光》II / 71，72），即呼气和吸气是连在一起的。然而，《格兰达本集》不仅把连结式包括在八种住气法中，而且，它还把连结式进一步划分为二：

（1）持咒式连结式住气法（Sagarbha）；

（2）无咒式连结式住气法（Agarbha）。

4. 根据《哈达瑜伽之光》，连接式住气法完美的结果就是获得自发式住气（Kevala Kumbhaka）（《哈达瑜伽之光》II /71)。但是,《格兰达本集》认为,自发式住气必须单独作为八种住气法的一个部分来练习。根据《格兰达本集》,自发式住气法似乎是最重要的练习。

(二)技巧描述上的不同点

1. 《格兰达本集》对乌加依住气法(喉式呼吸法)的技巧描述不太清楚;而《哈达瑜伽之光》则提供了非常清楚、没有歧义的说明。

2. 对嗡声住气法的技巧描述也相当不同。在《格兰达本集》中,谛听秘音被描述为嗡声住气法(黑蜂呼吸法)之练习;而《哈达瑜伽之光》把嗡声住气法(黑蜂呼吸法)只描述为产生黄蜂的声音。

3. 对眩晕住气法的技巧描述也不同。《哈达瑜伽之光》描述了眩晕住气法特殊的呼气技巧,而《格兰达本集》在描述这一技巧时包括了精神上的注意力。

4. 上面提及的自发式住气法在这两个文本中也相当不同。

(三)住气法的重要特征

1. 它们都被称为八种住气法,但实际上,它们不是各种不同的住气法,而是各种吸气和呼气的模式。

(1)如在太阳脉贯穿法(Surybhedana)或月亮脉贯穿法(Chandrabhedana)中,我们在一些时间从一侧鼻腔吸气,从另一侧鼻腔呼气。

(2)在乌加依(喉式呼吸法)住气法中,我们在一些时间从双侧鼻腔吸气,从一侧(左侧)鼻腔呼气。

（3）在清凉住气法和嘶声住气法中，我们在一些时间通过口腔吸气、从双侧鼻腔呼气。

（4）在嗡声住气法、眩晕住气法和漂浮住气法中，我们在一些时间通过双鼻腔吸气并通过双鼻腔呼气。

2. 在吸气和呼气期间声音的产生，是如乌加依住气法、嘶声住气法、清凉住气法、风箱式住气法（第一部分）、嗡声住气法和眩晕住气法等各种不同住气法的重要特征。

3. 这只是暗示我们，在吸气或呼气期间，声门或软腭的某种收缩，或舌头位置的特殊安置，会产生声音，因为它们阻碍了气息的自由流动，同时也延长了吸气或呼气，而这正是调息练习中重要的目标和精华。

4. 这也暗示我们，为了确保很好地延长呼气时间，甚至在练习诸如净化经脉法和太阳脉贯穿法这些不产生声音的调息法的时候，人们也可以有益地依靠吸气和呼气期间收缩声门。

第45节

पूरकान्ते तु कर्तव्यो बन्धो जालन्धराभिधः ।
कुम्भकान्ते रेचकादौ कर्तव्यस्तूड्डियानकः ।।४५।।

pūrakānte tu kartavyo bandho jālandharābhidhaḥ/
kumbhakānte recakādau kartavyastūḍḍiyānakaḥ//45//

在受控的吸气之最后，做收颔收束法（扣胸锁印）。

在受控的住气之最后、在开始受控的呼气之始，做收腹收束法（脐锁）。

第 46 节

अधस्तात्कुञ्चनेनाशु कण्ठसंकोचने कृते ।
मध्ये पश्चिमतानेन स्यात् प्राणो ब्रह्मनाडिगः ।।४६।।

adhastātkuñcanenāśu kaṇṭhasaṅkocane kṛte/
madhye paścimatānena syāt prāṇo brahmanāḍigaḥ//46//

借着会阴收束法、收颔收束法和收腹收束法，生命气进入中脉。

第 47 节

अपानमूर्ध्वमुत्थाप्य प्राणं कण्ठादधो नयेत् ।
योगी जराविमुक्तः सन् षोडशाब्दवया भवेत् ।।४७।।

apānamūrdhvamutthāpya prāṇaṃ kaṇṭhādadho nayet/
yogī jarāvimuktaḥ san ṣoḍaśābdavayā bhavet//47//

下行气往上提升，上行气从喉咙处往下下降。这样，瑜伽练习者就不会变老，而像 16 岁的青春男孩一样。

无论何时我们谈论调息练习中的收束法（锁印，锁），都是指以下三种收束法：

（1）会阴收束法（根锁）

（2）收颔收束法（喉咙收束法，扣胸锁）

（3）收腹收束法（脐锁）

（一）会阴收束法

这一方法就在于肛门括约肌向上收缩。一个人倘若能舒适地以冥想坐姿长时间进行调息，就能练习会阴收束法。在调息期间，或者在调息还没有结束时，不要改变身体的姿势。

如果一个人在练习住气法，他可用两种方法练习：

1．不使用会阴收束法

（1）那些不使用会阴收束法的住气练习者，不建议他们练习收腹收束法。但是，本质上他们得依赖于收颌收束法。因为，如果内部住气而没有收额收束法，可能会使得内部驻留的气息走入迷途。如果这气息向上到达头部，可能会导致各种不好的后果。收颌收束法的应用会约束气息走入迷途，特别是误入头部。因此，练习此法可确保安全。

（2）通常在不使用收束法的情况下进行调息并因此只是呼气和吸气（没有住气）时，要着重强调的是，吸气必须是胸廓的，即每一次吸气胸腔都应该扩展；每一次呼气胸腔都应该放松。在腹部水平面或者腹腔部分只有最小的或者只有基本的运动。如果练习会阴收束法，则不需要这样。作为练习会阴收束法的一个后果，吸气本质上仅仅只是胸腔的，因为，由于会阴收束法，肚脐下的整个部位都得到了尽力的收缩，导致吸气阶段胸腔自主扩展。

（3）婆罗门南达曾对《哈达瑜伽之光》作过一个更加重要的评论意见。婆罗门南达强调，会阴收束法正确的技巧应该由胜任的古鲁或者瑜伽教练教导。根据婆罗门南达，如果不能正确地练习会阴收束法，就会导致便秘，减少胃火（食欲），面部也会很难看。相反，如果正确地练习会阴收束法，将会导致胃火增加，秘音（nada，内在地不受影响的声音）显现。婆罗门南达还建议，没有正确训练和学习就进行会阴收束法的练习是不安全的。因此，替代会阴收束法和收腹收束法的方法是更好地依赖于收颔收束法和舌头收束法（舌锁印，Jihva Bandha）这两者，在练习住气阶段，因为收颔收束法和舌头收束法本身，也将会产生会阴收束法和收腹收束法的轻微效果。人们可以很好地经验到，作为练习收颔收束法和舌头收束法的结果，肛门区向上提拉了，腹膜向内里挤压了，相应地产生了会阴收束法和收腹收束法的效果。

（4）不要忘记，调息练习根本上是为了唤醒昆达里尼和打开通向中脉之门，这样生命气才能进入中脉。这可能被认为是灵性的目的。但同时，从生理的角度来看，调息确实也是高度有益的，它对增进肺活量和肺功能是非常有效的。那些体育专家并不需要在练习调息阶段练习会阴收束法。对他们，可以给出以下的指导：

1）吸气和呼气（1∶2），不要求做收束法。

2）吸气、住气和呼气（三者的长度比率从 1∶1∶2 到 1∶2∶2)。不建议体育教练达到理想的比率1∶4∶2，因为这一比率对其目的来讲不是必要的。他们应该在吸气之后小心进行收颔收束法，在住气期间保持收颔收束法，直到开始呼气。即便是会阴收束法和收腹收束法，对于他们也是不必要的。

2. 使用会阴收束法

那些随着会阴收束法一起练习调息的人，他们肯定是灵性的追求者。或者换一种说法，灵性追求者必须依靠会阴收束法的练习。然而，对于灵性追求者，除了会阴收束法，其他两种收束法也的确是同等重要的。以下是练习会阴收束法的原则：

（1）在调息练习的开始就要正确地采用会阴收束法，并且要持续维持下去，直到完成调息练习。举例来说，如果决定练习 10 轮调息（为了灵性的目的），并且一起运用所有的收束法，那么，从一开始就应该正确地采用会阴收束法，并且持续地维持下去，直到完成所有的 10 轮并贯穿于调息的所有三个阶段（即吸气、住气和呼气）中。

[注意：某些传统教导练习者在呼气之后进行外在(Bahya) 住气，即只保持气息在外，而不要立刻就进行第二轮的住气/调息。然而，在任何传统的文本中，我们都没有发现关于外在住气法的介绍。《格兰达本集》也仅仅谈论了吸气、住气和呼气，并给出了它们的比

率，但是没有任何关于外在住气法的说明。]

（2）必须记住，由于我们不能在调息中间放松会阴收束法，所以其间也没有正常呼吸的余地。此外，若在调息中间正常呼吸，就会减弱效果，甚或抵消效果。这就好像医生建议一个人每天走 5 公里作为治疗的一部分，而这个人每走 1 公里就休息一次如此走完 5 公里。

（3）瑜伽文本包括了诸如《阿帕暮德瓦姆塔雅》（*Apanamurdhvamutthapya*）或者《阿塔文雅帕瓦难姆》（*Utthapyapavanam*）的陈述和指导。这些陈述实际上表明了会阴收束法的练习，因为只有通过会阴收束法，下行气才能向上提升而被引至肚脐区。

（二）收颔收束法

在完成吸气后立刻就做收颔收束法。通常人们把收颔收束法理解为预防性的或者保护性的收束法。有些文本高度赞许地陈述了这一收束法。实际上，它保护下行的甘露被肚脐处的右脉吞下，也有助于约束所有的 16 个基质[①]。毫无疑问，这些好处是非常重要的（《哈达瑜伽之光》III/71—73；《格兰达本集》II/10）。

（1）身印练习的目的之一是唤醒昆达里尼，其另一个最为重要的目的是保护甘露。诸如逆舌身印（Khecari）、逆作身印（Viparitakarani）等身印也有益于相同的目的，即保护甘露不被右脉吞下。瑜伽文本清楚地宣

① 见本书第三章第 76 节，那里有关于 16 个基质的译解。——译者注

称，如果甘露得到保护，身体就能保持年轻（《哈达瑜伽之光》III/82）。

（2）收颔收束法不仅控制生命能量向上运动，也推动它向下抵达肚脐区。

（三）收腹收束法

如同会阴收束法一样，收腹收束法在住气课程中也不是一个基本的练习。然而，收腹收束法必不可少的效果也确实是必要的。

第 48－49 节

अथ सूर्यभेदनम्
आसने सुखदे योगी बद्ध्वा चैवासनं ततः ।
दक्षनाड्या समाकृष्य बहिस्थं पवनं शनैः ।।४८।।
आकेशादानखाग्राच्च निरोधावधि कुम्भयेत् ।
ततः शनैः सव्यनाड्या रेचयेत् पवनं शनैः ।।४९।।

atha sūryabhedanaṃ
āsane sukhade yogī baddhvā caivāsanaṃ tataḥ/
dakṣanāḍyā samākṛṣya bahisthaṃ pavanaṃ śanaiḥ//48//
ākeśādānakhāgrācca nirodhāvadhi kumbhayet/
tataḥ śanaiḥ savyanāḍyā recayet pavanaṃ śanaiḥ//49//

现在讲解太阳脉贯穿法。

采取舒服的瑜伽体位（最好是莲花坐）愉悦地坐着，然后通过右鼻腔缓慢地吸入外部的气，练习住气，直到感觉到气息抵达头发和指甲尖，之后，缓慢地从左

鼻腔呼气。

第 50 节

कपालशोधनं वातदोषघ्नं कृमिदोषहृत् ।
पुनः पुनरिदं कार्यं सूर्यभेदनमुत्तमम् ।।५०।।
kapālaśodhanaṃ vātadoṣaghnaṃ kṛmidoṣahṛt/
punaḥ punaridaṃ kāryaṃ sūryabhedanamuttamam//50//

这一最好的住气法叫做太阳脉贯穿法，它净化额窦，消除因气息失调引起的疾病和蠕虫病。应反复练习它。

关于这一练习，以下几点值得注意：

（一）总是通过右鼻腔吸气，通过左鼻腔呼气

在太阳脉贯穿法中，始终要通过右鼻腔吸气、左鼻腔呼气，并反复练习。作为贯穿右脉的一个结果，与热量产生有关的经脉将增加身体内的热量。这就是为什么婆罗门南达认为在冬季练习这种住气法更加有益的原因，他明确地宣称，这种住气法具有增热效果。

太阳脉贯穿法也表明了月亮脉贯穿法（Chandrabhedana Kumbhaka）的可能性。但除了由怙毗罗（Raghuvira）所著的《调息的科学》这一文本外，就再没有其他古典瑜伽文本提到过月亮脉贯穿住气法了。《调息的科学》描述了月亮脉贯穿住气法的技巧：始终通过左

鼻腔吸气，住气，之后只用右鼻腔呼气。与太阳脉贯穿住气法相反，月亮脉贯穿住气法会产生清凉的效果。

练习者一定已经观察到了，特别是在调息这一章中所给予的指导是，吸气要通过一侧或者双侧鼻腔进行的，呼气也是如此。无论何时，我们从右脉（pingala）吸气，我们知道，它会产生热效果。而且，当我们从左脉（ida）或者通过口腔吸气时，则会有清凉的效果。但是我们从未问过：当我们从特定鼻腔呼气时，什么东西呼出去了？我们可以通过例子来理解这个问题。

在太阳脉贯穿住气法中，我们通过右鼻腔吸气，并且我们知道它会产生热效果。但是，当我们通过左鼻腔呼气的时候，什么东西呼出去了？是清凉效果或是热效果？

如果我们只通过右鼻腔而不是左鼻腔呼气，这会有什么区别吗？

如果这个问题有答案，则我们必须努力发现解决这一问题的逻辑方案。

为了获得一个逻辑解决的方案，引用《希瓦呼吸法》（*Shiva Svarodaya*）是合理的。这一文本是关于呼吸的应用科学，它有操作和应用两方面。这个文本详细谈论了对鼻腔呼吸的支配及其效果。根据《希瓦呼吸法》，鼻腔支配意味着吸气和呼气都是通过同一侧鼻腔进行的。较长时间的右鼻腔支配对寿命有不利的影响，即它减少寿命。《希瓦呼吸法》的这一推论一定是建立在我们还不知道的某种坚强的逻辑基础之上的。

现代的科学家们，还没有发现用右鼻腔或是左鼻腔呼出的气息在性质上的任何差异。科学家们正在努力地解释这一点，并把它与左脑或右脑的活动这一现象联系起来进行解释。

现在我们试图从瑜伽的观点来发现这个问题的逻辑答案。

（1）我们发现了关于通过右脉或者左脉进行吸气的说明。

（2）我们也发现关于通过右脉或者左脉进行呼气的说明。

（3）这只是肯定了：左脉和右脉不仅在吸气阶段而且在呼气阶段依然是左脉和右脉。

（4）这就暗示了，负责热原则的右脉不仅吸热而且散热。同样，左脉也是如此，因为它们并没有离开其基本原则。

（二）练习住气，直到感觉到气息抵达头发和指甲尖

在太阳脉贯穿法中，这一陈述是有效的。它指明了住气的理想标志，即住气的极限。每一个个体，依据个体能力不同，住气的时长不同。这一时长可以基于个体的感觉进行判断和决定。

这时常被解释为抑制呼气的冲动。即即使一个人在住气中感到不舒服，他也应该压制其呼气的感觉而保持

住气息。婆罗门南达在详论这段文字时曾说，如果在抑制呼气冲动中住气，将会导致身体开裂，气息就会从开裂处冲出来，也会导致诸如麻风等疾病的产生。婆罗门南达警告我们，一定不要忘记调息练习的基本原则，那就是：“要像逐渐地驯服狮子、大象或者老虎等野兽一样……”我们认为，瑜伽练习者一定要很好地运用这一基本原则。因为，当练习吸气、住气和呼气，或者仅仅是练习吸气和呼气时，如果我们不利用我们最适宜的能力，就会延误我们的进步。而如果尽我们的能力适用之，毫无疑问，进步就会迅速。吸气和呼气或吸气、住气和呼气的时间单元、练习轮次必须根据我们的能力来决定。

（三）关闭鼻腔的方法

调息是呼吸练习。在呼吸练习中，我们有时通过一侧鼻腔吸气，有时通过双侧鼻腔吸气，有时通过嘴巴来吸气。同样，我们的呼气也一样。必须记住的是：我们绝不应该通过嘴巴来呼气。在太阳脉贯穿法中，我们通过右鼻腔吸气、左鼻腔呼气，因此当右鼻腔吸气时，我们必须关闭左鼻腔。然而，关闭鼻腔也有技巧。不同的瑜伽古鲁们传播了各种不同的方法。但是在这里我们不打算讨论它们。我们只是提出我们的传统文本中所描述的关闭鼻腔的传统方法。

1. 传统上，应该用右手指来关闭鼻腔。但是，那些用左手感到更舒适的练习者也可以使用左手来关闭鼻腔。因此，我们可通过右手或者左手来关闭我们的鼻腔，手指必须按照这个文本上的方法来进行。

2. 根据《格兰达本集》(V/53)：

(1) 不应该使用食指和中指。因此，要把食指和中指向手掌处折叠。

(2) 应该使用大拇指来关闭鼻腔（右手关闭右鼻腔，左手关闭左鼻腔）。

(3) 如果练习者使用右手，用右手的小指和无名指关闭左鼻腔；如果使用左手，则使用左手的小指和无名指关闭右鼻腔。

3. 关闭鼻腔时，应该避免使鼻子弯曲。因为超过压力，这种情况就可能发生。应该用温和的压力关闭鼻腔。

4. 在鼻孔两侧从下往上大约两指处，能够感到硬骨。练习者应轻轻地下压那块骨头。这样可以避免鼻子弯曲而鼻子将稳稳地保持关闭。

(四) 缓慢地呼气

在瑜伽文本中，特别是在《哈达瑜伽之光》关于调息的章节中，一直反复强调要缓慢地呼气（II/49，57，68)。

(1) 缓慢地呼气。

(2) 缓慢地通过双侧鼻腔呼气。

(3) 慢慢地呼气。

关于“缓慢地呼气”，这一指导应该与吸气联系起来理解。这就意味着，与吸气相比，应该用更长的时间来呼气。

在《哈达瑜伽之光》中，我们没有发现适用于吸气、住气和呼气的精确比例或者时间单位。但吸气和呼气的比例一般为1∶2，即呼气的时间单位应该是吸气的两倍。

在《格兰达本集》中，我们发现，其对吸气、住气和呼气的比例所提供的明确指导是：为1∶4∶2。

婆罗门南达在评论《哈达瑜伽之光》关于调息中“缓慢地呼气”问题时写道：

（1）相比吸气，呼气必须缓慢；

（2）快速的呼气不利健康；

（3）可以通过鼻腔或者口腔吸气；

（4）呼气只能通过鼻腔进行；

（5）口腔呼气不利健康。

第51节

अथोज्जायी
मुखं संयम्य नाडीभ्यामाकृष्य पवनं शनैः ।
यथा लगति कण्ठात्तु हृदयावधि सस्वनम् ।।५१।।

athojjāyī
mukhaṃ saṃyamya nāḍībhyāmākṛṣya pavanaṃ śanaiḥ/
yathā lagati kaṇṭhāttu hṛdayāvadhi sasvanam//51//

现在讲解乌加依住气法（喉式呼吸法）。

闭上嘴巴，缓缓地通过双侧鼻腔吸气，吸气时带着声音，以至于可以感受到生命气运行在喉咙和心脏之间。

第52节

पूर्ववत् कुम्भयेत् प्राणं रेचयेदिडया ततः ।
श्लेष्मदोषहरं कण्ठे देहानलविवर्धनम् ।।५२।।

pūrvavat kumbhayet prāṇam recayediḍayā tataḥ/
śleṣmadoṣaharaṃ kaṇṭhe dehānalavivardhanam//52//

用（太阳脉贯穿法）所述方法住气，之后，左鼻腔呼气。此法可消除喉咙中的痰液，增加身体的胃火。

第53节

नाडीजलोदराधातुगतदोषविनाशनम् ।
गच्छता तिष्ठता कार्यमुज्जाय्याख्यं तु कुम्भकम् ।।५३।।

nāḍījalodarādhātugatadoṣavināśanam/
gacchatā tiṣṭhatā kāryamujjāyyākhyaṃ tu kumbhakam//53//

此法消除有关经脉的疾病、水肿以及与体液有关的疾病。无论走路还是坐着，都可以练习乌加依住气法。

（1）通过双侧鼻腔吸气，而呼气仅仅通过左鼻腔进行。

（2）然而，在有些传统中或者作为学习住气/调息的初步技巧，在乌加依住气法中，吸气和呼气都可以通过双侧鼻腔进行。

（3）本文本建议，只在吸气阶段产生声音。但是在有些传统中或者作为学习住气/调息的初步技巧，在吸气和呼气阶段都可产生声音。

（4）声音的产生在这种住气法中很重要。凭借声门处轻微的收缩会产生声音。因为收缩对气息的流进或流出会形成阻碍，当吸气遭遇阻碍时，就产生了声音。这声音好像小孩的哭泣声。哭泣声和乌加依中的声音唯一的区别是：哭泣声是破的，而乌加依住气法中的声音不是破的。

（5）当声门收缩产生声音时，在吸气阶段可以感觉到从喉咙到心脏之间的气息触感。但是，如果我们在呼气阶段继续产生声音，在心脏、声门以及头顶都可以感到气息的触感。（《哈达瑜伽之光》II/61）

（6）在全部已经描述的住气法课程中，这是唯一一种甚至可以在运动状态中练习的住气法。但是，一定要记住，在运动状态中，只应该练习吸气和呼气（而没有住气），而且这两者都是通过鼻腔进行的。

第 54 节

अथ सीत्कारी

सीत्कां कुर्यात्तथा वक्त्रे घ्राणेनैव विजृम्भिकाम्।

एवमभ्यासयोगेन कामदेवो द्वितीयकः ।।५४।।

atha sītkārī

sītkāṃ kuryāttathā vaktre ghrāṇenaiva vijṛmbhikām/

evamabhyāsayogena kāmadevo dvitīyakaḥ//54//

现在讲解嘶声住气法。

口腔吸气并产生嘶声，然后，通过鼻腔呼气。练习此法，会成为爱神第二。

第 55 节

योगिनी चक्रसम्मान्यः सृष्टिसंहारकारकः ।

न क्षुधा न तृषा निद्रा नैवालस्यं प्रजायते ।।५५।।

yoginīcakrasaṃmānyaḥ sṛṣṭisaṃhārakārakaḥ/

na kṣudhā na tṛṣā nidrā naivālasyaṃ prajāyate//55//

修习此法者，受到女性瑜伽士们的敬重，获得创造或者毁灭的能力，不受饥饿、口渴、怠惰和睡眠的困扰，也绝不会无精打采。

第 56 节

भवेत् स्वच्छन्ददेहस्तु सर्वोपद्रववर्जितः ।

अनेन विधिना सत्यं योगीन्द्रो भूमिमण्डले।।५६।।

bhavet svacchandadehastu sarvopadravavarjitaḥ/

anena vidhinā satyaṃ yogīndro bhūmimaṇḍale//56//

（瑜伽士的）身体没有疾病，不受任何干扰。毫无疑问，练习此法，他会成为世上最好的瑜伽士。

第 57 节

अथ शीतली
जिह्वया वायुमाकृष्य पूर्ववत् कुम्भसाधनम्।
शनकैर्घ्राणरन्ध्राभ्यां रेचयेत् पवनं सुधीः ।।५७।।

atha śītalī
jihvayā vāyumākṛṣya pūrvavat kumbhasādhanam/
śanakairghrāṇarandhrābhyāṃ recayet pavanaṃ sudhīḥ//57//

现在讲解清凉住气法。

通过舌头吸气，按前述之法住气，然后，聪明的瑜伽士应该缓慢地通过双侧鼻腔呼气。

第 58 节

गुल्मप्लीहादिकान् रोगान् ज्वरं पित्तं क्षुधां तृषाम् ।
विषाणि शीतलीनाम कुम्भकोऽयं निहन्ति च ।।५८।।

gulmaplīhādikān rogān jvaraṃ pittaṃ kṣudhāṃ tṛṣām/
viṣāṇi śītalī nāma kumbhako'yaṃ nihanti ca//58//

清凉住气法消除腺体扩张难题、与脾脏等有关的疾病，也防止发烧、胆汁失衡、饥饿、口渴，清除各种毒素。

嘶声住气法和清凉住气法是两种允许练习者通过口

腔吸气的住气法。但是，练习这两种住气法的时候必须记住，即使通过口腔吸气，也只能通过鼻腔呼气。

婆罗门南达在评论《哈达瑜伽之光》时说，甚至在正常条件下，也严格禁止通过口腔呼气。根据他的评论，通过口腔呼气会对健康造成不利的影响。这里并没有包含有关住气法的任何指导。嘶声住气法是斯瓦特玛拉摩列举的八种住气法之一。因此，尽管这里没有对这一住气法的指导，但它暗示出必须练习这一住气法。

根据婆罗门南达，这是两种具有清凉效果的住气法。因此，应该在夏季练习。

通过调查我们也发现，这两种住气法对治疗由于胆汁失衡引发的疾病相当有效，用来治疗高血压也很是有效。

第 59 节

अथ भस्त्रिका
ऊर्वोरूपरि संस्थाप्य शुभे पादतले उभे ।
पद्मासनं भवेदेतत् सर्वपापप्रणाशनम् ।।५९।।

atha bhastrikā
ūrvorupari saṃsthāpya śubhe pādatale ubhe/
padmāsanaṃ bhavedetat sarvapāpapraṇāśanam//59//

现在讲解风箱式住气法。

把双脚脚底正确地放在双腿上。这个吉祥的体位被称为莲花坐。这一体位消除所有的罪恶。

第 60 节

सम्यक् पद्मासनं बद्ध्वा समग्रीवोदरं सुधीः ।
मुखं संयम्य यत्नेन प्राणं घ्राणेन रेचयेत् ।।६०।।

samyak padmāsanaṃ baddhvā samagrīvodaraṃ sudhīḥ/
mukhaṃ saṃyamya yatnena prāṇaṃ ghrāṇena recayet//60//

正确地采用莲花坐，平衡颈部和腹部，智者应闭上嘴巴并努力通过双侧鼻腔呼气。

第 61 节

यथा लगति हृत्कण्ठे कपालावधि सस्वनम् ।
वेगेन पूरयेच्चापि हृत्पद्मावधि मारुतम् ।। ६१।।

yathā lagati hṛtkaṇṭhe kapālāvadhi sasvanam/
vegena pūrayeccāpi hṛtpadmāvadhi mārutam//61//

以此方法发出声音，以致在心脏、喉咙直到头盖骨都有气息触感。然后，迅速地带声吸气，直到心轮有气息触感。

第 62 节

पुनर्विरेचयेत्तद्वत् पूरयेच्च पुनः पुनः ।।
यथैव लोहकारेण भस्त्रा वेगेन चाल्यते ।
तथैव स्वशरीरस्थं चालयेत् पवनं धिया ।।६२।।

punarvirecayettadvat pūrayecca punaḥ punaḥ/
yathaiva lohakāreṇa bhastrā vegena cālyate/
tathaiva svaśarīrasthaṃ cālayet pavanaṃ dhiyā//62//

依据指导再一次呼气，随后反复吸气、呼气，如同铁匠快速拉动风箱。同样，智者将移动气息并把它驻留在自己的体内。

第 63 节

यदा श्रमो भवेद्देहे तदा सूर्येण पूरयेत् ।।६३।।
yadā śramo bhaveddehe tadā sūryeṇa pūrayet//63//

（练习过程中）当身体确实感到疲劳时，用右鼻腔吸气。

第 64 节

यथोदरं भवेत् पूर्णं पवनेन तथा लघु ।
धारयेन्नासिकां मध्यातर्जनीभ्यां विना दृढम् ।
विधिवत् कुम्भकं कृत्वा रेचयेदिडयानिलम्।।६४।।
yathodaraṃ bhavet pūrṇaṃ pavanena tathā laghu/
dhārayennāsikāṃ madhyātarjanībhyāṃ vinā dṛḍham/
vidhivat kumbhakaṃ kṛtvā recayediḍayānilam//64//

用这样的方法吸气，直到气息充满胸腔，立即坚定地不使用中指和食指而关闭双侧鼻腔。系统地住气后，通过左侧鼻腔呼气。

第 65 节

वातपित्तश्लेष्महरं शरीराग्निविवर्धनम् ।।६५।।
vātapittaśleṣmaharaṃ śarīrāgnivivardhanam//65//

此法消除瓦塔、皮塔和卡法的失衡以及因此引起的疾病，增加体内胃火。

第 66 节

कुण्डलीबोधकं क्षिप्रं पवनं सुखदं हितम् ।
ब्रह्मनाडीमुखेसंस्थकफाद्यर्गलनाशनम् ।।६६।।
kuṇḍalībodhakaṃ kṣipraṃ pavanaṃ sukhadaṃ hitam/
brahmanāḍīmukhesaṃstha kaphādyargalanāśanam//66//

此法立即唤醒昆达里尼，使得气息产生快乐，给予幸福，消除积累在中脉入口处的卡法等障碍。

第 67 节

सम्यगात्रसमुद्भूतग्रन्थित्रयविभेदकम्।
विशेषेणैव कर्तव्यं भस्त्राख्यंकुम्भकंत्विदम् ।।६७।।
samyaggātrasamudbhūtagranthitrayavibhedakam/
viśeṣeṇaiva kartavyaṃ bhastrākhyaṃ kumbhakaṃtvidam//67//

它正确地打开了沿着身体中脉路径上升的三大结点，因此，要特别小心地练习这一风箱式住气法。

（一）在调息阶段关闭鼻腔的方法

这里，斯瓦特玛拉摩在描述关闭鼻腔技巧时提到了不使用中指和食指。这就意味着，在调息阶段关闭鼻腔时，不应该使用中指和食指。斯瓦特玛拉摩没有明确地告诉我们禁止使用这两个手指背后的理由，但我们可以猜断。通常我们用食指来指出他人的错误，这可能是食指被禁用的原因。而中指的用途通常是："为了净化而将中指插入肛门"，因此也被禁用了。

（二）其他重要观点

从唤醒昆达里尼的观点来看，这一住气法很重要。从其对身体的冷效应或热效应的角度来看，这一住气法被认为是平衡的，因此在任何季节都能练习。

风箱式住气法是两种练习即头颅清明法和太阳脉贯穿法的混合。

通常，头颅清明法是一种呼吸练习，它包括了强制性的呼气以及被动的吸气。头颅清明法这一净化法处理的主要部位是腹部，随着每一次强制的呼气，腹部凹进去；随着每一次被动的吸气，腹部放松回到正常的状态。

但是，作为风箱式住气法的第一部分的头颅清明法，与通常作为一种净化法的头颅清明法是不同的。尽管对它们的描述是相似的，但它们却有着根本区别。作为风箱式住气法的第一部分，尽管描述得像头颅清明法一样，但它仍然是该住气法的一部分。我们知道，在调息法任何部分练习的开始，每一种住气法的练习都要正确地采用会阴收束法。这里也同样如此，作为风箱式住气法练习的一部分的头颅清明法，必须在采用会阴收束法之后才开始，结果，作为风箱式住气法第一部分的头颅清明法，它处理的身体部位就变成胸腔。因此，这两种头颅清明法有着基本的差异。

（三）声音方面

在通常的头颅清明法中，在呼气或者吸气这两个阶段，声门处并没有收缩。但是，在作为风箱式住气法第一部分的头颅清明法中，为了要产生声音（这是这一头颅清明法的特殊特征），必须要收缩声门。声门的收缩在吸气和呼气两个阶段都需要得到维持。

（四）风箱式住气法的第二部分

其第二部分类似于太阳脉贯穿法。因此，可以说，风箱式住气法第一部分类似于头颅清明法的呼吸练习，第二部分则是太阳脉贯穿法。

在评论风箱式住气法时，婆罗门南达提到了这一练习法的两个不同传统。

第一个传统：首先，关闭左鼻腔并保持右鼻腔张开，然后练习风箱式调息第一部分，即通过一侧鼻腔（只通过右鼻腔）练习头颅清明法。这样做 100 次或者直到累了为止。之后，从右鼻腔吸气，住气后，从左鼻腔呼气。然后，保持右鼻腔关闭，通过一侧鼻腔（只通过左鼻腔）练习风箱式调息第一部分即头颅清明法。这样做 100 次或者直到累了为止。之后，从左鼻腔吸气，住气后，从右鼻腔呼气。这样就是一轮风箱式调息。

第二个传统：在第二个传统中，为了进行风箱式调息的第一部分即头颅清明法的练习，练习者必须快速地交替吸气和呼气，即关闭左鼻腔，快速地呼气，接着立刻关闭右鼻腔，让左鼻腔吸气。吸气后，立刻关闭左鼻腔，通过右鼻腔呼气。交替关闭和打开鼻腔，并快速地重复这一过程。这样做 100 次，然后，左鼻腔吸气（即吸气使用的是头颅清明法练习吸气中的相同鼻腔），吸气后，住气，然后从右鼻腔呼气。完成呼气后，开始头颅清明法呼吸练习，即交替关闭、打开右鼻腔和左鼻腔，快速地通过右鼻腔吸气、左鼻腔呼气。这样做 100 次，然后，右鼻腔吸气（即吸气使用的是头颅清明法呼吸练习吸气中的相同鼻腔），吸气后，练习住气，然后从左鼻腔呼气。

（五）效　果

唤醒昆达里尼能量，打通坐落在中脉路径上的三结点，净化 72000 条经脉，增加胃火，摧毁因为三种体液失衡引发的疾病。

第 68 节

अथ भ्रामरी

वेगाद् घोषं पूरकं भृङ्गनादम् भृङ्गीनादं रेचकं मन्दमन्दम् ।

योगीन्द्राणामेवमभ्यासयोगात् चित्ते जाता काचिदानन्दलीला ।।६८।।

atha bhrāmarī

vegād ghoṣaṃ pūrakaṃ bhṛṅganādaṃ bhṛṅgīnādaṃ recakaṃ andamandam/

yogīndrāṇāmevamabhyāsayogāt citte jātā kācidānandalīlā//68//

现在讲解嗡声住气法。

模仿雄黄蜂的声音，大声地吸气；慢慢地呼气，发出一种雌黄蜂般低沉的嗡声。用这样的方法来练习，最好的瑜伽士心中会产生一种特别喜乐的经验。

嗡声住气法产生的声音是非常特别的，根据《调息法》一书的作者斯瓦米·库瓦拉雅南达吉的说法，人们应该模仿打鼾声。只要逐渐练习，产生这一声音不是太难。人们认为，这是缓解压力的上佳练习。

在《格兰达本集》中描述的嗡声调息法有所不同。在《格兰达本集》中，这一调息法是为了谛听秘音。也被认为是达到三摩地的手段。

第69节

अथ मूर्च्छा

पूरकान्ते गाढतरं बद्ध्वा जालधरं शनैः।

रेचयेमूर्च्छनाख्येयं मनोमूर्च्छा सुखप्रदा ।।६९।।

atha mūrcchā

pūrakānte gāḍhataraṃ baddhvā jālandharaṃ śanaiḥ/

recayenmūrcchanākhyeyaṃ manomūrcchā sukhapradā//69//

现在讲解眩晕住气法。

吸气结束时，非常坚定地采用并维持收颔收束法，然后，缓慢地呼气。这就是所谓眩晕住气法。这种住气法通过使心意失去觉知而得到快乐。

通常在住气完成后、呼气开始之前，做收颔收束法。但是在这一调息法中，即使在呼气阶段也要维持收颔收束法。这一特殊的呼气安排对心意有着特殊的影响，即使心意失去觉知，而给心意带来一种独特的美妙的快乐。

第 70 节

अथ प्लाविनी
अतःप्रवर्तितोदारमारुतापूरितोदरः ।
पयस्यगाधेऽपि सुखात् प्लवते पद्मपत्रवत् ।।७०।।
atha plāvinī
antaḥpravartitodāramārutāpūritodaraḥ/
payasyagādhe'pi sukhāt plavate padmapatravat//70//

现在讲解漂浮住气法。

自由地把气息吸进腹部并充满腹部。即使在很深的水中，瑜伽士也会像莲叶般快乐地漂浮着。

这一调息法被称为漂浮住气法，意指人们通过练习此法可获得在水上漂浮的能力。气息应通过口腔吞下。

在完全吞下气息之后，通过双侧鼻腔吸气，按照古鲁教导的技巧和方法住气，之后，通过双侧鼻腔呼气。

第 71 节

प्राणायामस्त्रिधा प्रोक्तो रेचपूरककुम्भकैः।
सहितः केवलश्चेति कुम्भको द्विविधो मत :।
यावत् केवलसिद्धिः स्यात् सहितं तावदभ्यसेत् ।।७१।।

prāṇāyāmastridhā prokto recapūrakakumbhakaiḥ/
sahitaḥ kevalaśceti kumbhako dvividho mataḥ//
yāvat kevalasiddhiḥ syāt sahitaṃ tāvadabhyaset//71//

调息法有三个过程：呼气（受控的呼气）、吸气（受控的吸气）和住气（受控的住气）。住气法又有两种：连结式住气法和自发式住气法。在调息中获得自发式住气状态之前，应该练习连结式住气法。

第 72 节

अथ सहितः
रेचकः पूरकः कार्यः स वै सहितकुम्भकः ।
अथ केवलः
रेचकं पूरकं मुक्त्वा सुखं यद्वायुधारणम् ।
प्राणायामोऽयमित्युक्तः स वै केवलकुम्भकः ।।७२।।

athā sahitaḥ
recakaḥ pūrakaḥ kāryaḥ sa vai sahitakumbhakaḥ/
atha kevalaḥ

recakaṃ pūrakaṃ muktvā sukhaṃ yadvāyu dhāraṇam/
prāṇāyāmo' yam ityuktaḥ sa vai kevalakumbhakaḥ//72//

现在讲解连结式住气法。

连结式住气法是一种与呼气、吸气一起进行的住气法。

现在讲解自发式住气法。

若无需呼气和吸气就可以毫不费力地住气，这种调息法就是自发式住气法。

第 73 节

कुम्भके केवले सिद्धे रेचपूर वर्जिते ।
न तस्य दुर्लभं किञ्चित्त्रिषु लोकेषु विद्यते ।।७३।।

kumbhake kevale siddhe recapūraka varjite/
na tasya durlabhaṃ kiñcittriṣulokeṣu vidyate//73//

成就了无需呼气和吸气的自发式住气的瑜伽士，可以获得三界中的任何事物。

第 74 节

शक्तः केवलकुम्भेन यथेष्टं वायुधारणात् ।
राजयोगपदं चापि लभते नात्र संशयः ।।७४।।

śaktaḥ kevalakumbhena yatheṣṭaṃ vāyudhāraṇāt/
rājayogapadaṃ cāpi labhate nātra saṃśayaḥ//74//

能够通过自发式住气法控制气息的练习者，只要他

愿意，他就会进入三摩地状态，这是毋庸置疑的。

调息法有三个组成部分，分别是吸气（受控的吸气）、住气（受控的住气）和呼气（受控的呼气）。

住气法又有两种类型：连结式住气法和自发式住气法。

连结意味着“和……一起”。在调息的文本中，“连结”意味着“与吸气和呼气一起”。调息练习的目的是为了获得“自发式住气”，即无需吸气或者呼气导向的体内住气。只有在充分练习连结式住气之后，才能达到这一阶段。

与吸气和呼气一起的住气，意味着与受控的吸气和受控的呼气一起的住气。住气的练习受到给定的吸气时间的引导，因此，呼气的时间也取决于吸气的时间。吸气、住气和呼气的理想比率为 1∶4∶2，这就指明了：住气应该维持的时间是给定的吸气时间的 4 倍。连接式住气法总是以此方式练习的。

与此相比，自发式住气并不依赖于吸气和呼气，或者无需吸气和呼气的引导。因为，自发式住气并不在吸气之后，并因此也不被呼气所接替。在本质上，应该把吸气和呼气理解为受控的吸气、或者受控的呼气，而不是简单的吸气和呼气。

第 75 节

कुम्भकात् कुण्डलीबोधः कुण्डलीबोधतो भवेत् ।
अनर्गला सुषुम्ना च हठसिद्धिश्च जायते ।।७५।।

kumbhakāt kuṇḍalībodhaḥ kuṇḍalībodhato bhavet/
anargalā suṣumnā ca haṭhasiddhiśca jāyate//75//

通过住气，会唤醒昆达里尼；昆达里尼醒了，中脉也会得到净化。因此，练习者就成就了哈达瑜伽。

成就哈达瑜伽有一个相继的顺序。住气法引导唤醒昆达里尼。唤醒了昆达里尼，就会消除中脉中的杂质。消除了中脉的杂质，就打开了生命气进入中脉的入口。于是，生命气穿透中脉内的莲花（脉轮）而到达了顶轮，这在实际上就成就了哈达瑜伽。

第 76 节

हठं विना राजयोगो राजयोगं विना हठः ।
न सिद्ध्यति ततो युग्ममानिष्पत्तेः समभ्यसेत् ।।७६।।

haṭhaṃ vinā rājayogo rājayogaṃ vinā haṭhaḥ/
na siddhyati tato yugmamāniṣpatteḥ samabhyaset//76//

没有胜王瑜伽，就不能成就哈达瑜伽；没有哈达瑜伽，就不能成就胜王瑜伽。因此，应该练习这两种瑜伽，直至臻达目标。

这里陈述了本书第一章第一节的正确性：即对于那些想要成就胜王瑜伽的练习者来说，哈达瑜伽就像梯子一样。根据斯瓦特玛拉摩的看法，胜王瑜伽意味着三摩地（参见《哈达瑜伽之光》IV/3）。成就三摩地应是哈达瑜伽的目的。而没有哈达瑜伽，不可能成就三摩地，而如果练习哈达瑜伽不以成就三摩地为目的，那么，这样的练习就毫无用处。这一点在本书 IV / 79 中也给予了明晰的陈述。

第 77 节

कुम्भक प्राणरोधान्ते कुर्याच्चित्तं निराश्रयम् ।
एवमभ्यासयोगेन राजयोगपदं व्रजेत् ।।७७।।
kumbhakaprāṇarodhānte kuryāccittaṃ nirāśrayam/
evamabhyāsayogena rājayogapadaṃ vrajet//77//

在通过住气法屏住气息的最后，心意再无所依。凭借这一练习，可臻达最高的瑜伽状态。

作为练习住气法的一个结果，心意也达成了无依的状态。心意的这一无依的状态实际上就是三摩地状态。

第 78 节

वपुः कृशत्वं वदने प्रसन्नता
नादस्फुटत्वं नयने सुनिर्मले ।

अरोगता बिन्दुजयोऽग्निदीपनम् ।
नाडीविशुद्धिर्हठसिद्धि लक्षणम् ।।७८।।

vapuḥ kṛśatvaṃ vadane prasannatā
nādasphuṭatvaṃ nayane sunirmale/
arogatābindujayo' gnidīpanaṃ
nāḍīviśuddhirhaṭhasiddhilakṣaṇam//78//

इति स्वात्मरामविरचितायां हठयोगप्रदीपिकायां द्वितीयोपदेशः

iti svātmārāmaviracitāyāṃ haṭhayogapradīpikāyāṃ dvitīyo' padeśah

成就哈达瑜伽的特征是：身体细长，面容发光，内在声音清晰，眼清目明，身体健康，左脉渗出的甘露得到控制，胃火增加，经脉纯净。

这一节讲的是成就哈达瑜伽所具有的几个特征。

如果把经脉净化（Nadishuddhi）的成就特征与哈达瑜伽的成就特征相对比，我们就会发现它们何其相似（参见《哈达瑜伽之光》II/19—20）。这就提醒我们，通过八种住气法的练习可以成就哈达瑜伽，通过经脉净化调息法也可以成就哈达瑜伽。也许，这就是在哈达瑜伽课程中经脉净化调息法被认为是最好的调息法的原因。然而，从哈达瑜伽的成就特征这个角度来看，其他住气法也是重要的，而从治疗的角度看，它们也是有用的。

इति स्वात्मरामविरचितायां हठयोगप्रदीपिकायां द्वितीयोपदेशः

iti svātmārāmaviracitāyāṃ haṭhayogapradīpikāyāṃ dvitīyo'padeśah

斯瓦特玛拉摩撰写的《哈达瑜伽之光》第二章就此结束。

第三章　身　印

अथ तृतीयोपदेशः

atha tṛtīyo' padeśaḥ

现在讲解第三章。

第 1 节

सशैलवनधात्रीनां यथाधारोऽहिनायकः।

सर्वेषां योगतन्त्राणां तथाधारो हि कुण्डली ।।१।।

saśailavanadhātrīnāṃ yathādhāro' hināyakaḥ/

sarveṣāṃ yogatantrāṇāṃ tathādhāro hi kuṇḍalī//1//

就像蛇王（妙龙）支撑着大地及其上的群山和森林，类似的，昆达里尼即灵能，一定是所有瑜伽技巧和方法的支撑。

第 2 节

सुप्ता गुरुप्रसादेन यदा जागर्ति कुण्डली ।

तदा सर्वाणि पद्मानि भिद्यन्ते ग्रन्थयोऽपि च ।।२।।

suptā guruprasādena yadā jagarti kuṇḍalī/

tadā sarvāṇi padmāni bhidyante granthayo' pica//2//

由于古鲁的恩典，沉睡的昆达里尼被唤醒了，所有的脉轮和脉结都贯通了。

第3节

प्राणस्य शून्यपदवी तदा राजपथायते।
तदा चित्तं निरालम्बं तदा कालस्य वञ्चनम् ।।३।।
prāṇasya śūnyapadavī tadā rājapathāyate/
tadā cittaṃ nirālambaṃ tadā kālasya vañcanam//3//

然后，中脉就像生命气流动的康庄路，心意将达致无依的状态，死亡也被征服。

这一章主要致力于说明旨在唤醒昆达里尼的身印。昆达里尼等同于印度神话中名为妙龙的巨蛇。据说，整个地球就由这条巨蛇支撑着。类似的，被称为昆达里尼的灵蛇也寓居在人的体内，以蜷曲的形式沉睡着。人们认为，昆达里尼是每一种瑜伽的基础。

昆达里尼有两种状态：沉睡的和醒着的。它寓居在每一个人的体内。人们认为，昆达里尼也是知识的保证。如果昆达里尼沉睡着，这只意味着人类的知识也沉睡着。与此相反，如果人们唤醒了昆达里尼，知识就成为有效的和活跃的了。所以人们说，在昆达里尼沉睡的状态下，人们一直处于无知状态，因此知识被束缚着。但是在它醒着的状态，即当知识活动的时候，它就会服务于人的解脱。

在解脱的过程中，需要贯通三结：梵结(Brahmagranthi)、毗湿奴结（Vinugranthi）和楼陀罗结（Rudragranthi)，它们分别位于心、喉和眉心处。这是在灵性道路上取得进步的特征。在谛听秘音的文本中，我们也发现有关于三结的介绍。在瑜伽语言中，秘音的产生不需两个物体的撞击。随着三结的贯通，各种不同的声音都可以听到。

第4节

सुषुम्ना शून्यपदवी ब्रह्मरन्ध्रं महापथः।
श्मशानं शाम्भवी मध्यमार्गश्चेत्येकवाचकाः ।।४।।
suṣumnā śūnyapadavī brahmarandhraṃ mahāpathaḥ/
śmaśānaṃ śāmbhavī madhyamārgaścetyekavācakāḥ//4//

中脉、空径、梵穴、大道、火葬场、希瓦神径、中道，所有这些词都是同义词。

第5节

तस्मात्सर्वप्रयत्नेन प्रबोधयितुमीश्वरीम् ।
ब्रह्मद्वारमुखेसुप्तां मुद्राभ्यासं समाचरेत् ।। ५।।
tasmāt sarvaprayatnena prabodhayituṃ īśvarīm/
brahmadvāramukhe suptāṃ mudrābhyāsaṃ samācaret//5//

因此，为了唤醒沉睡在中脉之道入口处的昆达里

尼，要尽一切努力练习各种身印。

在哈达瑜伽中，第二个非常重要的概念就是中脉。昆达里尼被唤醒后才能进入这条中脉，生命气也才能进入中脉。

但是，中脉的入口却被沉睡着的昆达里尼挡住了。因此，唤醒昆达里尼非常重要。唤醒了它，它就会进入中脉，中脉的入口也就敞开了，生命气也因此能够进入中脉。中脉还有其他各种不同的名称。

所有的努力都是为了唤醒昆达里尼，练习各种不同的身印也是为了这一目的。

第 6−7 节

महामुद्रा महाबन्धो महावेधश्च खेचरी।
उड्डीयानं मूलबन्धश्च बन्धो जालन्धराभिधः।।६।।
करणी विपरीताख्या वज्रोली शक्तिचालनम्।
इदं हि मुद्रादशकं जरामरणनाशनम्।।७।।

mahāmudrā mahābandho mahāvedhaśca khecarī/
uḍḍīyānaṃ mūlabandhaśca bandho jālandharābhidhaḥ//6//
karaṇī viparītākhyā vajrolī śakticālanaṃ/
idaṃ hi mudrādaśakaṃ jarāmaraṇanāśanam//7//

大身印（大契合法）、大收束法（大锁印）、大穿透印（大击印）、逆舌身印、收腹收束法（脐锁）、会阴收束法（根锁）、收颔收束法（扣胸锁印）、逆作身印（倒

箭式身印）、金刚力身印和萨克提提升印，这十种身印（也称作契合法）消除衰老，征服死亡。

《哈达瑜伽之光》确认和列举了十种身印，但《格兰达本集》描述了25种身印。

在早期的哈达瑜伽文本中，比如《高拉夏夏塔卡姆》，我们没有发现身印。《高拉夏夏塔卡姆》被认为是最早的哈达瑜伽文本，但在其由四支组成的哈达瑜伽体系中，并没有给予身印以任何位置。有趣的是，《高拉夏夏塔卡姆》在其由六支组成的哈达瑜伽体系中描述了五种身印，但没有说明它们的精确体位。

《哈达瑜伽之光》只接受由四支组成的哈达瑜伽体系，身印是哈达练习顺序中的第三支。这一文本列举了广为人知的十种身印。按照它们的功能，可以把它们分为四组：

(1) 唤醒昆达里尼；

(2) 引导生命气进入中脉；

(3) 保护上部能量；

(4) 保护下部能量。

根据这十种身印的目的，又可以很方便地把它们分为如下四组：

(1) 大身印（大契合法）、大穿透印（大击印）、萨克提提升印，是为了唤醒昆达里尼；

(2) 大收束法（大锁印）、收腹收束法（脐锁）、会阴收束法（根锁），是为了引导生命气进入中脉；

（3）收颔收束法（扣胸锁印）、逆作身印、逆舌身印，是为了保护上部能量；

（5）金刚力身印（及其变体俱身力身印和不老力身印），是为了保护下部能量。

第8节

आदिनाथोदितं दिव्यमष्टैश्वर्यप्रदायकम् ।
वल्लभं सर्वसिद्धानां दुर्लभं मरुतामपि ।।८।।

ādināthoditaṃ divyamaṣṭaiśvaryapradāyakaṃ//
vallabhaṃ sarvasiddhānāṃ durlabhaṃ marutāmapi//8//

这十种由至尊希瓦教导的身印，是衰老和死亡的征服者。它们给予练习者非凡的八种神通。它们是所有大成就者的导师，即便是诸神也难以获得它们。

身印是哈达瑜伽中非常先进的练习，因此这一节赞美了这些身印。这些身印能够给予练习者八种超凡的能力。这些能力如下：（1）能小；（2）能大；（3）能重；（4）能轻；（5）能获得任何事物；（6）能满足任何欲望；（7）能像神一样行事；（8）能控制一切。

能够给予这些能力的这样的练习，即便是诸神也不容易得到，更不用说普通人了。事实上，这种先进的练习首先要求充分地练习体位法和住气法。没有充分练习体位法和住气法的练习者，不能练习这些身印。

第9节

गोपनीयं प्रयत्नेन यथा रत्नकरण्डकम् ।
कस्यचिन्नैव वक्तव्यं कुलस्त्रीसुरतं यथा ।।९।।

gopanīyaṃ prayatnena yathā ratnakaraṇḍakaṃ/
kasyacinnaiva vaktavyaṃ kulastrī surataṃ yathā//9//

要像保守珠宝盒的秘密一样尽力保守这些身印的秘密，就如同尊贵的女子，绝不向任何人透露或讨论性快乐一样。

只有有能力的古鲁才可以教授这些身印。学习这些身印之后，也不应该透露给任何人。保密是为了强调身印的重要性，没有必要透露给那些不需要的人。通过这些身印的练习能够获得成就，并且不要与任何人分享这样的成就。这里，斯瓦特玛拉摩举例说明了这一点：尊贵的女子不会与任何人叨唠或分享她与丈夫的性快乐，同样，练习身印的人也不应该与任何人分享他的经验。

第10节

अथ महामुद्रा
पादमूलेन वामेन योनिं सम्पीड्य दक्षिणम् ।
प्रसारितं पदं कृत्वा कराभ्यां धारयेदृढम्।।१०।।

atha mahāmudrā
pādamūlena vāmena yoniṃ saṃpīḍya dakṣiṇam/
prasāritaṃ padam kṛtvā karābhyāṃ dharayeddṛḍhaṃ//10//

现在讲解大身印。

左脚跟抵压会阴，右腿向前伸展，双手稳稳地抓住右脚。

第 11 节

कण्ठे बन्धं समारोप्य धारयेद्वायुमूर्ध्वतः ।
यथा दण्डहतः सर्पो दण्डाकारः प्रजायते।।११।।

kaṇṭhe bandhaṃ samāropya dhārayedvāyumūrdhvataḥ/
yathā daṇḍahataḥ sarpaḥ daṇḍākāraḥ prajāyate//11//

做收颔收束法锁住喉咙，继续向上提升生命气，即维持会阴收束法，就好像被棍子打了的蛇一样僵直。

第 12 节

ऋज्वीभूता तथा शक्तिः कुण्डली सहसा भवेत् ।
तदा सा मरणावस्था जायते द्विपुटाश्रया ।।१२।।

ṛjvībhūtā tathā śaktiḥ kuṇḍalī sahasā bhavet/
tadā sā maraṇāvasthā jāyate dviputāśrayā//12//

类似的，昆达里尼（灵能）也突然僵直了。此时，依赖双侧鼻腔的呼吸引导达至活动停止的状态。

第 13 节

ततः शनैः शनैरेव रेचयेन्नतु वेगतः ।
इयं खलु महामुद्रा महासिद्धैः प्रशंसिता।।१३।।

tataḥ śanaiḥ śanaireva recayenna tu vegataḥ/
iyaṃ khalu mahāmudrā mahāsiddhaiḥ praśaṃsitā//13//

然后，缓慢地呼气——缓慢地，绝不能快。毫无疑问，这就是伟大的瑜伽士们所称赞的大身印的练习。

第 14 节

महाक्लेशादयो दोषाः क्षीयन्ते मरणादयः ।
महामुद्रां च तेनैव वदन्ति विबुधोत्तमाः ।।१४।।

mahākleśādayo doṣāḥ kṣīyante maraṇādayaḥ/
mahāmudrāṃ ca tenaiva vadanti vibudhottamāḥ//14//

大身印消除巨大的痛苦或疾病、死亡等邪恶，正因为如此，智者中的智者称它为大身印。

第 15 节

चन्द्राङ्गे तु समभ्यस्य सूर्याङ्गे पुनरभ्यसेत।
यावत्तुल्या भवेत्सङ्ख्या ततो मुद्रां विसर्जयेत् ।।१५।।

candrāṅge tu samabhyasya sūryāṅge punarabhyaset/
yāvat tulyā bhavet saṅkhyā tato mudrāṃ visarjayet//15//

正确地从左侧练习大身印之后，再从右侧练习。当左右两侧练习的次数相同后，才可以停止练习这一大身印。

第16节

न हि पथ्यमपथ्यं वा रसाः सर्वेऽपि नीरसाः ।
अपि भुक्तं विषं घोरं पीयूषमिव जीर्यति ।।१६।।
na hi pathyamapathyaṃ vā rasāḥ sarve'pi nīrasāḥ/
api bhuktaṃ viṣaṃ ghoraṃ pīyūṣamiva jīryati//16//

确实，对于大身印的练习者来说，没有任何食物是有益于健康的，也没有任何食物是不益于健康的；对于他们，所有味道都失去了吸引力，就好像它们是无味的。即便他们服用了致命的毒药，也有如甘露般而被消化了。

第17节

क्षयकुष्ठगुदावर्तगुल्माजीर्णपुरोगमाः ।
तस्य दोषाः क्षयं यान्ति महामुद्रां तु योऽभ्यसेत् ।।१७।।
kṣayakuṣṭhagudāvartagulmājīrṇapurogamāḥ/
tasya doṣāḥ kṣayaṃ yānti mahāmudrāṃ tu yo'bhyaset//17//

练习大身印，可以永远消除诸如肺病、皮肤病、便秘、腺体肿大、消化不良和其他类似的疾病。

第18节

कथितेयं महामुद्रा महासिद्धिकरी नृणाम् ।
गोपनीया प्रयत्नेन न देया यस्य कस्यचित् ।।१८।।

kathiteyaṃ mahāmudrā mahāsiddhikarī nṛṇāṃ/
gopanīyā prayatnena na deyā yasya kasyacit//18//

据说大身印能给予练习者大成就。应该努力保守这个秘密，绝不要传给不认识的任何人。

在第10—18节中，斯瓦特玛拉摩首先描述了大身印。如果我们阅读这一描述就会发现，斯瓦特玛拉摩从没有在任何地方给出关于受控的吸气的指导。他也从没有在任何地方清楚地提到住气法。我们只是发现了有关收颌收束法和受控的呼气的指导。我们一定要记住，只有在吸气之后并在住气开始之时练习收颌收束法。这说明，大身印的练习也包括了住气的练习。

大身印（mahamudra）这一名称本身暗示出它是最重要、最伟大的身印之一。马哈（maha）的意思是伟大的。大身印类似于一种被称为头前曲伸展式（Janusirasana）的特殊体位。以下三种练习非常普遍，它们有非常相似的体位：

（1）背部伸展式；

（2）头前曲伸展式；

(3) 大身印。

我们知道，在背部伸展式中，前额必须前曲而放到伸展开来的双腿上（参见《哈达瑜伽之光》I/28)。本书没有描述头前曲伸展式，但是这一体位相当普遍——练习者一只脚跟抵住另一侧大腿的根部，头放在伸展开来的那一条腿的膝盖上，然后依次交换大腿的位置进行练习。我们知道，头向前弯曲有助于呼气。因此，背部伸展式和头前曲伸展式都暗示着呼气。

大身印似乎是头前曲伸展式的变体，有一些重要的区别点使得它是身印而不是简单的体位。

（一）大身印的特征

(1) 用一只脚跟向会阴施加压力。

(2) 采用收颔收束法（III/11）暗示着，必须在采用收颔收束法之前“吸气”。

(3) 要缓慢地呼气。收颔收束法和缓慢地呼气预设了大身印本质上包含了“吸气”。

(4) 要交替使用双腿进行练习。然而，根据某一传统的建议，要先从右腿再到左腿进行练习，且应在腿伸展开后再练习。其体位非常类似于背部伸展式，但是，大身印包括了吸气之后的住气，而且在背部伸展式中不使用收颔收束法。

（二）大身印的功效

(1) 昆达里尼变得挺直，否则它仍然处于蜷曲状态。这就有助于生命气进入中脉；

（2）消除诸如肺病、皮肤病、便秘、消化不良等疾病；

（3）征服死亡；

（4）甚至无益于健康的食物也变得有益于健康了；

（5）超越了味道，没有喜欢或厌恶的食物；

（6）甚至服用了致命的毒药也会如甘露般消化了。

要保守秘密，不要向任何没有进入哈达瑜伽之门的其他人透露这一技巧。

第19－20节

अथ महाबन्धः

atha mahābandhaḥ

पार्ष्णिं वामस्य पादस्य योनिस्थाने नियोजयेत्।
वामोरूपरि संस्थाप्य दक्षिणं चरणं तथा ।।१९।।
पूरयित्वा ततो वायुं हृदये चिबुकं दृढम्।
निष्पीड्य योनिमाकुञ्च्य मनो मध्ये नियोजयेत् ।।२०।।

pārṣṇiṃ vāmasya pādasya yonisthāne niyojayet/
vāmorūpari saṅsthāpya dakṣiṇaṃ caraṇaṃ tathā//19//
pūrayitvā tato vāyuṃ hṛdaye cibukaṃ dṛḍhaṃ/
niṣpīḍya yoniṃākuñcya mano madhye niyojayet//20//

现在讲解大收束法（大锁印）。

左脚跟稳稳地放在会阴处，右脚放在左大腿上。吸气后，下巴压在胸部/颈静脉切迹上，收缩会阴，注意力集中在中脉上。

第 21 节

धारयित्वा यथाशक्ति रेचयेदनिलं शनैः ।
सव्याङ्गे तु समभ्यस्य दक्षाङ्गे पुनरभ्यसेत् ।।२१।।
dhārayitvā yathāśakti recayedanilaṃ śanaiḥ/
savyāṅge tu samabhyasya dakṣāṅge punarabhyaset//21//

根据自身的能力尽可能长地住气，之后缓慢地呼气。在练习身体的左侧之后，再练习右侧。

第 22 节

मतमत्र तु केषाञ्चित् कण्ठबन्धं विवर्जयेत्।
राजदन्तस्थजिह्वायां बन्धः शस्तो भवेदिति।।२२।।
matamatra tu keṣāñcit kaṇṭhabandhaṃ vivarjayet/
rājadantastha jihvāyāṃ bandhaḥ śasto bhavediti//22//

有些人认为，这里应避免使用收颔收束法。他们认为，采用舌头抵住上颚的锁印（通常叫舌头收束法或舌锁印）更可取些。

第 23 节

अयं तु सर्वनाडीनामूर्ध्वगतिनिरोधकः ।
अयं खलु महाबन्धो महासिद्धिप्रदायकः । ।।२३।।

ayaṃ tu sarvanāḍīnāmūrdhvagatinirodhakaḥ/
ayaṃ khalu mahābandho mahāsiddhipradāyakaḥ//23//

这一练习阻止（生命气）在所有经脉中向上的运行。毫无疑问，大收束法赐予巨大的力量。

第24节

कालपाशमहाबन्धविमोचनविचक्षणः।
त्रिवेणीसंगमं धत्ते केदारं प्रापयेन्मनः ।।२४।।
kālapāśamahābandhavimocanavicakṣaṇaḥ/
triveṇīsaṅgamaṃ dhatte kedāraṃ prāpayenmanaḥ//24//

大收束法对于摆脱死亡的束缚非常有效，它使得三脉（左脉、右脉和中脉）合流，并使心意抵达希瓦居住之圣地即眉心。

大收束法是大身印的下一个阶段。一只脚跟持续抵住会阴处，另一只脚放在对侧的大腿上。脚跟抵住会阴，会自动地产生大收束法。第 20 节进一步教导要收缩会阴。还应该尽可能稳固大收束法。练习者必须按前述的每一个技巧和方法进行住气和呼气。

在论说大收束法的文中还有另外两个重要的教导：将心意指向中脉；用舌头收束法取代收颔收束法。

（1）“将心意指向中脉”这一特殊教导，是阿斯塔住气法（即八种住气法）和“身印”练习这两者之间的主要区别之处。虽然住气法的所有其他方面即吸气、住气、呼气、会阴收束法、收腹收束法和收颌收束法在这里都得到了应用，但是在住气法的描述中，我们没有发现有关指向中脉的“心意专注”的教导。

(2) 收颌收束法是一种一般的练习，在吸气后、住气前要很快地进行。这里，斯瓦特玛拉摩引用了一个广为流行的传统。根据这个传统，他建议用舌头收束法代替收颌收束法。

舌头收束法（舌锁印），即舌头从上的牙龈处抵住上颚。要用力抵压。练习这一舌头收束法，练习者能够感到脖子的正面被牵引并向后伸展；腹部内陷，肛门也会产生一种特别的收缩。因此，我们可以说，舌头收束法能够产生所有三种传统收束法的功效。

这一“大收束法”会导致限制所有经脉中的生命气运行并将之引导进中脉之结果。它使得恒河、雅沐纳河和萨罗斯瓦蒂河（它们分别代表左脉、右脉和中脉）三河合流。

第 25 节

रूपलावण्यसम्पन्ना यथा स्त्री पुरुषं विना ।

महामुद्रामहाबन्धौ निष्फलौ वेधवर्जितौ ।।२५।।

rūpalāvaṇyasampannā yathā strīpuruṣaṃ vinā/

mahāmudrāmahābandhau niṣphalau vedhavarjitau//25//

正如天生迷人的美人，要是没有男人就毫无用处一

样，要是没有大穿透印伴随，大身印和大收束法也就没有用处。

第 26 节

अथ महावेधः
महाबन्धस्थितो योगी कृत्वा पूरकमेकधीः ।
वायूनां गतिमावृत्य निभृतं कण्ठमुद्रया ।।२६।।

atha mahāvedhaḥ
mahābandhasthito yogī kṛtvā pūrakamekadhīḥ/
vāyūnāṃ gatimāvṛtya nibhṛtaṃ kaṇṭhamudrayā//26//

现在讲解大穿透印。

心意专注，维持大收束法，吸气，通过收颔收束法阻塞和停止生命气的运行。

第 27 节

समहस्तयुगो भूमौ स्फिचौ संताडयेच्छनैः।
पुटद्वयमतिक्रम्य वायुः स्फुरति मध्यगः ।।२७।।

samahastayugo bhūmau sphicau santāḍayet śanaiḥ/
puṭadvayamatikramya vāyuḥ sphurati madhyagaḥ//27//

双手平放在两侧地面，抬起臀部，让臀部缓慢地撞击地面，（于是）生命气（气息）离开两侧鼻腔，进入中脉并穿过中脉。

第 28 节

सोमसूर्याग्निसम्बन्धो जायते चामृताय वै ।
मृतावस्था समुत्पन्ना ततो वायुं विरेचयेत् ।।२८।।

somasūryāgni sambandho jāyate cāmṛtāya vai/
mṛtāvasthā samutpannā tato vāyuṃ virecayet//28//

为了达致不朽，肯定会发生左脉、右脉和中脉的合流。当住气难以忍受时，就应该呼气。

第 29 节

महावेधोऽयमभ्यासान्महासिद्धिप्रदायकः ।
वलीपलितवेपघ्नः सेव्यते साधकोत्तमैः ।। २९।।

mahāvedho'yamabhyāsāt mahāsiddhipradāyakaḥ/
valīpalitavepaghnaḥ sevyate sādhakottamaih//29//

练习大穿透印可获得巨大的力量，消除皱纹、灰发以及身体颤抖。最好的练习者都练习此法。

第 30 节

एतत् त्रयं महागुह्यं जरामृत्युविनाशनम्।
वह्निवृद्धिकरं चैव ह्यणिमादिगुणप्रदम्।।३०।।

etat trayaṃ mahāguhyaṃ jarā mṛtyu vināśanam/
vahni vṛddhikaraṃ caiva hyaṇimādiguṇapradam//30//

这三种身印都应高度保密。它们消除衰老，征服死亡，增加食欲，获得“能小”等能力。

第31节

अष्टधाक्रियते चैव यामे यामे दिने दिने ।
पुण्यसम्भारसन्धायि पापौघभिदुरं सदा ।।
सम्यक् शिक्षावतामेवं स्वल्पं प्रथमसाधनम् ।।३१।।

aṣṭadhā kriyate caiva yāme yāme dine dine/
puṇya saṃbhārasandhāyi pāpaughabhiduraṃ sadā/
samyak śikṣāvatāmevaṃ svalpaṃ prathamasādhanaṃ//31//

应该每三小时练习一次，即每天练习八次。它给予道德并总是摧毁恶习。即便对那些已经受过很好训练的人来讲，在初始阶段也只应进行少量的练习。

斯瓦特玛拉摩已经提出了大身印、大锁印和大穿透印这三个一组的练习。这意味着，相继练习这三种身印是高度有效的，否则就不能充分利用它们的功效。斯瓦特玛拉摩用一个明喻来描述了这个观点：就像一位迷人的美人，即便拥有很多能力，但若没有男性伴侣，就不能怀孕生子；同样，即便很好地练习了大身印和大锁印，但如果不伴随练习大穿透印，那就不能唤醒昆达里尼。

这一练习包括臀部撞击地面，双腿持续处于大锁印法中。我们一定要记住，在大收束法中，一只脚跟要抵住会阴。双手抬起全身离开地面，然后臀部撞击地面。在这种方法中，抵住会阴的脚跟也会撞击地面。据说，昆达里尼位于靠近会阴的地方，因为撞击，昆达里尼被迫醒来，生命气于是进入中脉。

大穿透印也被赞美具有非凡的功效。主要如下：

(1) 获得大成就；

(2) 消除皱纹、灰发以及（身体）颤抖；

(3) 消除衰老；

(4) 征服死亡；

(5) 增加胃火（食欲）；

(6) 获得能小等等超凡之力。

关于练习频次：每天应该练习八次，即每三小时练习一次。然而，在练习初期，练习者还是应该适度练习。

第32节

अथ खेचरी
कपालकुहरे जिह्वा प्रविष्टा विपरीतगा ।
भ्रुवोरन्तर्गता दृष्टिर्मुद्रा भवति खेचरी ।।३२।।

atha khecarī
kapālakuhare jihvā praviṣṭā viparītagā/
bhruvorntargatā dṛṣṭirmudrā bhavati khecarī//32//

现在讲解逆舌身印。

逆转舌头，插入鼻咽腔，双眼凝视眉心。这就是逆舌身印。

第 33 节

छेदन चालनदोहैः कलां क्रमेण वर्धयेत्तावत् ।
सा यावद् भ्रूमध्यं स्पृशति तदा खेचरीसिद्धिः ।।३३।।

chedana cālana dohaiḥ krameṇa vardhayettāvat/
sā yāvad bhrūmadhyaṃ spṛśati tadā khecarīsiddhiḥ//33//

通过切割、摇动和挤压，逐渐延长舌头，直到舌头触及眉心，然后成就逆舌身印。

第 34 节

स्नुहीपत्रनिभं शस्त्रं सुतीक्ष्णं स्निग्धनिर्मलम् ।
समादाय ततस्तेन रोममात्रं समुच्छिनेत् ।।३४।।

snuhīpatranibhaṃśastraṃ sutīkṣṇaṃ snigdhanirmalaṃ/
samādāya tatastena romamātraṃ samucchinet//34//

取一把非常锋利、润滑、干净如麒麟掌叶子般的刀具；然后，切割舌系带一根头发丝的宽度。

第 35 节

ततः सैन्धवपथ्याभ्यां चूर्णिताभ्यां प्रघर्षयेत्।
पुनः सप्तदिने प्राप्ते रोममात्रं समुच्छिनेत् ।।३५।।

tataḥ saindhavapathyābhyāṃ cūrṇitābhyāṃ pragharṣayet/
punaḥ saptadine prāpte romamātraṃ samucchinet//35//

切割之后，在上面擦上有益健康的岩盐粉。七天之后再次切割舌系带一根头发丝的宽度。

第 36 节

एवं क्रमेण षण्मासं नित्यं युक्तः समाचरेत् ।
षण्मासाद्रसनामूलशिराबन्धः प्रणश्यति ।।३६।।

evaṃ krameṇa ṣaṇmāsaṃ nityaṃ yuktaḥ samācaret/
ṣaṇmāsādrasanāmūlaśirābandhaḥ praṇaśyati//36//

按照此法每天切割舌系带，坚持六个月，束缚舌根的系带就逐渐切开了。

第 37 节

कलां पराङ्मुखीं कृत्वा त्रिपथे परियोजयेत् ।
सा भवेत्खेचरीमुद्रा व्योमचक्रं तदुच्यते ।।३७।।

kalāṃ paraṅmukhīṃ kṛtvā tripathe pariyojayet/
sā bhavet khecarīmudrā vyomacakraṃ taducyate//37//

舌头往后卷，插入三脉合流处即鼻咽腔处，这就是逆舌身印，又叫空轮。

第 38 节

रसनामूर्ध्वगां कृत्वा क्षणार्धमपि तिष्ठति ।
विषैर्विमुच्यते योगी व्याधिमृत्युजरादिभिः ।।३८।।

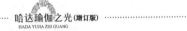

rasanāmūrdhvagāṃ kṛtvā kṣaṇārdhamapi tisṭhati/
viṣairvimucyate yogī vyādhimṛtyujarādibhiḥ//38//

保持舌头上卷（插入鼻咽腔），哪怕是一会儿，瑜伽练习者就可以避免中毒和疾病，征服死亡和衰老等等。

第39节

न रोगो मरणं तन्द्रा न निद्रा न क्षुधा तृषा ।
न च मूर्च्छा भवेत्तस्य यो मुद्रां वेत्ति खेचरीम् ।।३९।।
na rogo maraṇaṃ tandrā na nidrā na kṣudhā tṛṣā/
na ca mūrcchā bhavettasya yo mudrāṃ vetti khecarīm//39//

掌握了逆舌身印技巧的瑜伽练习者，绝不会受到疾病、死亡、疲劳、睡眠、饥渴和昏迷的困扰。

第40节

पीड्यते न स रोगेण लिप्यते न च कर्मणा।
बाध्यते न स कालेन यो मुद्रां वेत्ति खेचरीम् ।।४०।।
pīḍyate na sa rogeṇa lipyate na ca krarmaṇā/
bādhyate na sa kālena yo mudrāṃ vetti khecarīm//40//

掌握了逆舌身印技巧的瑜伽练习者绝不会受到疾病的困扰，绝不会受到业律的束缚，绝不会受到时间的阻碍。

第 41 节

चित्तं चरति खे यस्माज्जिह्वा चरति खे गता ।
तेनैषा खेचरीनाम मुद्रा सिद्धैर्निरूपिता ।।४१।।

cittaṃ carati khe yasmājjihvā carati khe gatā/
tenaiṣā khecarīnāma mudrā siddhairnirūpitā//41//

舌头插入鼻咽腔的空隙之后，由于心意运行在空中，舌头也运行在空中。因此，这一身印被命名为逆舌身印（Khecari）①。瑜伽成就者就是这样描述的。

第 42 节

खेचर्या मुद्रितं येन विवरं लम्बिकोर्ध्वतः ।
न तस्य क्षरते बिन्दुः कामिन्याश्लेषितस्य च ।।४२।।

khecaryā mudritaṃ yena vivaraṃ lambikordhvataḥ/
na tasya kṣarate binduḥ kāminyāśleṣitasya ca//42//

通过上卷舌头关闭了鼻咽腔（即练就所谓逆舌身印）的人，即便被一位年轻美貌的女人拥抱，他的精液也不会泄出。

① Kha 意指空间，cari 意指运行。——译者注

第 43 节

चलितोऽपि यदा बिन्दुः सम्प्राप्तो योनिमंडलम् ।
व्रजत्यूर्ध्वं हृतः शक्त्या निबद्धो योनिमुद्रया ।।४३।।

calito' pi yadā binduḥ saṃprāpto yonimaṇḍalaṃ/
vrajatyūrdhvaṃ hṛtaḥ śaktyā nibaddho yonimudrayā//43//

即便精液下行抵达盆骨区（即阴茎），通过练习母胎身印(即金刚力身印）也会控制它,并将它向上提升。

第 44 节

ऊर्ध्वजिह्वः स्थिरोभूत्वा सोमपानं करोति यः ।
मासार्धेन न सन्देहो मृत्युं जयति योगवित् ।।४४।।

ūrdhvajihvaḥ sthirobhūtvā somapānaṃ karoti yaḥ/
māsārdhena na sandeho mṛtyuṃ jayati yogavit//44//

通晓瑜伽者，能够稳稳地保持舌头上卷并吞下甘露，毫无疑问，他会在十五天内征服死亡。

第 45 节

नित्यं सोमकलापूर्णं शरीरं यस्य योगिनः।
तक्षकेणापि दष्टस्य विषं तस्य न सर्पति ।।४५।।

nityaṃ somakalāpūrṇaṃ śarīraṃ yasya yoginaḥ/
takṣakeṇāpi daṣṭasya viṣaṃ tasya na sarpati//45//

月露每天充满瑜伽士的身体，即便他被最毒的毒蛇咬了，毒液也不会在他的体内扩散。

第 46 节

इन्धनानि यथा वह्निस्तैलवर्ति च दीपकः ।
तथा सोमकलापूर्णं देही देहं न मुञ्चति ।।४६।।

indhanāni yathā vahnistailavarti ca dīpakaḥ/
tathā somakalāpūrṇaṃ dehī dehaṃ na muñcati//46//

燃料不会与火分离，浸了油的灯芯不会与火焰分离，同样，灵魂也不会与充满月露的身体分离。

第 47 节

गोमांसं भक्षयेन्नित्यं पिबेदमरवारुणीम् ।
कुलीनं तमहं मन्ये इतरे कुलघातकाः ।।४७।।

gomāṃsaṃ bhakṣayennityaṃ pibedamarvāruṇīṃ/
kulīnaṃ tamahaṃ manye itare kula ghātakāḥ//47//

那些天天吃母牛肉、饮神仙酒的人，我认为，其每个人都出身在高贵的家庭中，而其他人却只能使家庭蒙羞。

第 48 节

गोशब्देनोदिता जिह्वा तत्प्रवेशो हि तालुनि ।
गोमांसभक्षणं तत्तु महापातकनाशनम् ।।४८।।

gośabdenoditā jihvā tatpraveśo hi tāluni/
gomāṃsabhakṣaṇaṃ tattu mahāpātakanāśanam//48//

“母牛”一词意指舌头，把舌头插入鼻咽腔肯定就是吃“母牛”肉。此法可以消除大恶业。

第 49 节

जिह्वाप्रवेशसम्भूतवह्निनोत्पादितः खलु ।
चन्द्रात् स्रवति यः सारः सा स्यादमरवारुणी ।।४९।।

jihvāpraveśasambhūtavahninotpāditaḥ khalu/
candrāt sravati yaḥ sāraḥ sā syādamaravāruṇī//49//

神仙酒当然是指左脉流出的精华，它是因为舌头插入鼻咽腔生成的热能产生的。

第 50 节

चुम्बन्ती यदि लम्बिकाग्रमनिशं जिह्वारसस्यन्दिनी
सक्षारा कटुकाम्लदुग्धसदृशी मध्वाज्यतुल्या तथा ।
व्याधीनां हरणं जरान्तकरणं शस्त्रागमोदीरणं
तस्य स्यादमरत्वमष्टगुणितं सिद्धाङ्गनाकर्षणम् ।।५०।।

cumbantī yadi lambikāgramaniśaṃ jihvārasasyandinī
sakṣārā kaṭukāmladugdhasadṛśī madhvājyatulyā tathā/
vyādhīnāṃ haraṇaṃ jarāntakaraṇaṃ śastrāgamodīraṇam
tasya syādamaratvamaṣṭaguṇitaṃ siddhāṅganākarṣaṇam//50//

如果舌尖不断地抵触鼻咽腔，瑜伽练习者就会尝到如同咸、辣、酸味的味道，类似牛奶、蜂蜜和酥油的味道。它消除各种疾病，抵御衰老，避开武器的攻击。练习者获得八种超凡的能力，达致不朽，并吸引获得成就的美貌女瑜伽士。

第51节

ऊर्ध्वः षोडशपत्रमध्यगलितं प्राणादवाप्तं हठात्
ऊर्ध्वास्यो रसनां नियम्य विवरे शक्तिं परां चिन्तयन् ।
उत्कल्लोलकलाजलं च विमलं धारामयं यः पिबेत्
निर्व्याधिः स मृणालकोमलवपुर्योगी चिरं जीवति ।।५१।।

ūrdhvaḥ ṣoḍaśapatramadhyagalitaṃ prāñādavāptaṃ haṭḥāt
ūrdhvāsyo rasanāṃ niyamya vivare śaktiṃ parāṃ cintayan/
utkallolakalājalaṃ ca vimalaṃ dhārāmayaṃ yaḥ pibet/
nirvyādhiḥ sa mṛṇālakomalavapuryogī ciraṃ jīvati//51//

冥想至上之力量，仰头，舌头插入鼻咽腔，喝下从头顶流到十六瓣莲花处（喉轮）的甘露——这就是哈达瑜伽生命气练习所获得的一个结果，这样的瑜伽士免于各种疾病，长寿，身体如同莲花茎一般柔软。

第52节

यत्प्रालेयं प्रहितसुषिरं मेरुमूर्धान्तरस्थम्
तस्मिंस्तत्त्वं प्रवदति सुधीस्तन्मुखं निम्नगानाम् ।
चन्द्रात् सारः स्रवति वपुषस्तेन मृत्युर्नराणाम्
तद्बध्नीयात् सुकरणमथो नान्यथा कार्यसिद्धिः ।।५२।।

yatprāleyaṃ prahitasuṣiraṃ merumūrdhāntarasthaṃ
tasminstattvaṃ pravadati sudhīstanmukhaṃ nimnagānām/
chandrāt sāraḥ sravati vapuṣastena mṛtyurnarāṇāṃ
tadbadhnīyāt sukaraṇamatho nānyathā kāryasiddhiḥ//52//

那深埋在位于头部的须弥山顶的带露水的洞穴，是阿特曼的智慧居所。据说，那里是所有河流（即经脉）的入口处。如果浪费了身体的精华，即从左脉流出的甘露，就会导致人的死亡。所以，（为阻止这种浪费，）人们应该练习有益的身印（逆舌身印）。没有其他的办法可以达成这一目的。

第 53 节

सुषिरं ज्ञानजनकं पञ्चस्त्रोतः समन्वितम् ।
तिष्ठते खेचरी मुद्रा तस्मिन् शून्ये निरञ्जने ।।५३।।

suṣiraṃ jñānajanakaṃ pañcasrotaḥ samanvitam/
tiṣṭhate khecarī mudrā tasmin śūnye nirañjane//53//

这一洞穴是五条河流的交会之处，据说是知识的源泉，所以，那纯洁的虚空是逆舌身印之处所。

第 54 节

एकं सृष्टिमयं बीजमेका मुद्रा च खेचरी ।
एको देवो निरालम्ब एकावस्था मनोन्मनी ।।५४।।

ekaṃ sṛṣṭimayaṃ bījamekā mudrā ca khecarī/
eko devo nirālamba ekāvasthā manonmanī//54//

只有一粒种子（即 OM），是创造之源；只有一种身印，叫逆舌身印；只有一位无依之神，是神圣之神；只有一种（瑜伽）状态，叫做末那摩尼。

“Kha”的意思是空间，“cari”的意思是运动、运行的能力，因此，“khecari”（逆舌身印）的意思就是在空中运行的能力。而这个空中不在外部而内部。

逆舌身印的描述也包括了练习的步骤：

（1）切割舌系带；

（2）为了延长舌头，摇动和挤压舌头；

（3）把舌头上卷插入鼻咽腔；

（4）品尝位于鼻咽腔顶部的左脉流出的甘露；

（5）凝视眉心。

逆舌身印的描述是非常有寓意的，而且用了双关语来说明。如果我们没有阅读与逆舌身印有关的完整章节，我们可能会得出结论说，人们会强烈反对逆舌身印练习。可以引用本章第 47 节来支持这一说法。但是正是该节的下一节，其含义得以阐明。这使我们想到极左密宗教派的五 M 练习。这五 M 分别是：Madya（酒）、Mmsa（肉）、Matsya（鱼）、Maithuna（性交）、Mudra（一种谷物）。

那些想要满足身体激情的人们开始按照这五个 M 的字面意义和直接意义耗费生命。这就是那些密宗人士被驱逐出社会的原因。但这也导致人们低估了密宗著作的价值。一般而言，人们甚至不赞同阅读这类著作。

然而，这是令人遗憾的。因为正是那些推荐这五个M的经典，澄清了这些文字中的隐藏意义或者瑜伽含义。

（1）Madya（酒）：据说鼻咽腔的顶部就是一直在分泌甘露的左脉之所在。这甘露就等同于酒。经典推荐要饮下这种神仙酒。《哈达瑜伽之光》第三章第49节也写下了相同的文字。

（2）Mamsa（肉）：吃肉也被推荐，但这并不是非素食主义者通常食用的普通食物。在这里，吃肉意指把舌头插入鼻咽腔中。（请参见本章第48节）

（3）Matsya（鱼）：这里的鱼意指呼吸。吃“鱼”，意指“呼吸悬置”。把呼吸等同于鱼，是因为左脉和右脉分别代表着恒河和雅沐纳河，也代表着左鼻腔和右鼻腔，而呼吸就像鱼一样，不断地在这两条河流即鼻腔通道中运行。

（4）Maithuna（性交）：这也与更高级的瑜伽练习有关。位于肚脐/脊柱底部的昆达里尼在那里休眠，它与位于头顶顶轮处的男性配对者希瓦分离着。练习哈达瑜伽到高级阶段，就会唤醒昆达里尼，使之进入并通过中脉到达希瓦（顶轮），并在那里二者结合为一。这就是哈达瑜伽的定义之一是“希瓦和萨克提的结合”的原因之所在。而这一结合就是性交。

（5）Mudra（谷物）：这是一种可吃的谷物。但这一

M 不像其他四个 M 一样“令人反感”。

从月脉流出的甘露的味道

通过割开舌系带，摇动和挤压而拉长了舌头的练习者，其舌头插入鼻咽腔，就开始品尝到舌尖上的甘露的各种味道，它们像咸的、辣的、酸的、牛奶、蜂蜜和酥油。

甘露的品质/功效

（1）吞下了这甘露的人会在两星期内征服死亡；

（2）甚至被最为致命的毒蛇咬了也不受伤害；

（3）获得很长的寿命；

（4）不被疾病、死亡、疲劳、睡眠、饥渴，昏迷等困扰；

（5）克服过去所有业果；

（6）完全控制住精液；

（7）一直被认为是所有身印中最好的。

第 55 节

अथोड्डीयानबन्ध
बद्धो येन सुषुम्नायां प्राणस्तूड्डीयते यतः ।
तस्मादुड्डीयनाख्योऽयं योगिभिः समुदाहृतः ।।५५ ।।

atho ḍḍīyānabandhaḥ
baddho yena suṣumnāyāṃ prāṇastūḍḍīyate yataḥ/
tasmāduḍḍīyanākhyo'yaṃ yogibhiḥ samudāhṛtaḥ//55//

现在讲解收腹收束法。

瑜伽士所以把这一收束法称为收腹收束法（Uddiyana）[1]，是因为生命气被限制在中脉并在其中飞升。

第 56 节

उड्डीनं कुरुते यस्मादविश्रान्तं महाखगः ।
उड्डीयानं तदेव स्यात्तत्र बन्धोऽभिधीयते ।।५६।।

uḍḍīnaṃ kurute yasmādaviśrāntaṃ mahākhagaḥ/
uḍḍīyānaṃ tadeva syāttatra bandho'bhidhīyate//56//

凭着这一方法，大鸟（生命气）在中脉中不停地飞升。现在解释这一收腹收束法。

第 57 节

उदरे पश्चिमं तानं नाभेरूर्ध्वं च कारयेत् ।
उड्डीयानो ह्यसौ बन्धो मृत्युमातङ्गकेसरी ।।५७।।

udare paścimaṃ tānaṃ nabherūrdhvaṃ ca kārayet/
uḍḍīyāno hyasau bandho mṛtyumātaṅgakesarī//57//

腹部以及肚脐上部往后拉伸（即向背部收束），这的确就是收腹收束法。它正如能战胜大象的狮子。

---

① Ud 意为向上，di 意为飞行，故此法又称飞升锁印。——译者注

第 58 节

उड्डीयानं तु सहजं गुरुणा कथितं यथा ।
अभ्यसेत् सततं यस्तु वृद्धोऽपि तरुणायते ।।५८।।

uḍḍīyānaṃ tu sahajaṃ guruṇā kathitaṃ yathā/
abhyaset satataṃ yastu vṛddho' pi taruṇāyate//58//

无论是谁，总是在古鲁的指导下，自然地练习收腹收束法，甚至老人也会变得年轻。

第 59 节

नाभेरूर्ध्वमधश्चापि तानं कुर्यात् प्रयत्नतः ।
षण्मासमभ्यसेन्मृत्युं जयत्येव न संशयः ।।५९।।

nābherūrdhvamadhaścāpi tānaṃ kuryāt prayatnataḥ/
ṣaṇmāsamabhyasenmṛtyuṃ jayatyeva na saṃśayaḥ//59//

应该把肚脐上部以及下部尽力向后拉伸。毫无疑问，经过六个月的练习，真正可以征服死亡。

第 60 节

सर्वेषामेव बन्धानामुत्तमो ह्युड्डियानकः ।
उड्डीयाने दृढे बद्धे मुक्तिः स्वाभाविकी भवेत् ।।६०।।

sarveṣāmeva bandhānāmuttamo hyuḍḍiyānakaḥ/
uddīyāne dṛḍhe baddhe muktiḥ svābhāvikī bhavet//60//

在所有的收束法中，收腹收束法肯定是最好的。经过稳固地练习，解脱会自然发生。

从第 55 节开始，斯瓦特玛拉摩开始讨论三种一组收束法：收腹收束法、收颔收束法和会阴收束法。这三种收束法都是住气练习的主要组成部分。

住气练习从会阴收束法开始，即一开始，甚至在吸气之前就采用会阴收束法；在吸气完成后立即采用收颔收束法；而在住气开始时或在住气结束、呼气之前采用收腹收束法。

这里，首先讲解描述的是收腹收束法。收腹收束法包括：肚脐的上部和下部向后拉伸。

其技巧主要包括：向上抬起隔膜，引导腹部的上下部位向内收束。

十分普遍的做法是，在呼气的条件下练习收腹收束法，即在最适宜的呼气之后，隔膜向上抬升，形成收腹收束法的体位。但是，作为身印的收腹收束法，要在吸气的状态下练习，只有这样，才能使其名称合法化。

收腹收束法的练习，为大鸟即生命气飞升进入中脉铺展开通道。生命气是以呼吸的方式运行的。但是，当生命气进入中脉时，它就畅通无阻了。在正常运行中，吸气和呼气是一种生命气受到限制的运行——但当生命气进入中脉，这样的限制就不存在了。

收腹收束法的功效：（1）它就像能战胜大象的狮

子；(2) 甚至老人也会变得年轻；(3) 自然地导致解脱。

第 61 节

अथ मूलबन्ध
पार्ष्णिभागेन सम्पीड्य योनिमाकुञ्चयेद्गुदम् ।
अपानमूर्ध्वमाकृष्य मूलबन्धोऽभिधीयते ।।६१।।

atha mūlabandhaḥ
pārṣṇibhāgena sampīḍya yonimākuñcayedgudaṃ/
apānamūrdhvamākṛṣya mūlabandho' bhidhīyate//61//

现在讲解会阴收束法。

脚跟抵压会阴，收缩肛门，向上提升下行气，这就是会阴收束法。

第 62 节

अधोगतिमपानं वै ऊर्ध्वगं कुरुते बलात् ।
आकुञ्चनेन तं प्राहुर्मूलबन्धं हि योगिनः ।।६२।।

adhogatimapānaṃ vai ūrdhvagaṃ kurute balāt/
ākuñcanena taṃ prāhurmūlabandhaṃ hi yoginaḥ//62//

因为收缩，向下运行的下行气肯定得以向上运行。这就是瑜伽士所称的会阴收束法。

第 63 节

गुदं पार्ष्ण्या तु सम्पीड्य योनिमाकुञ्चयेद्बलात् ।
वारं वारं यथा चोर्ध्वं समायाति समीरणः ।।६३।।

gudaṃ pārṣṇyā tu saṃpīḍya yonimākuñcayedbalāt/
vāraṃ vāraṃ yathā cordhvaṃ samāyāti samīraṇaḥ//63//

脚跟抵压肛门，不断努力收缩会阴，以便气息向上运行。

第 64 节

प्राणापानौ नादबिन्दू मूलबन्धेन चैकताम् ।
गत्वा योगस्य संसिद्धिं यच्छतो नात्र संशयः ।।६४।।

prāṇāpānau nādabindū mūlabandhena caikatām/
gatvā yogasya saṃsiddhiṃ yacchato nātra saṃśayaḥ//64//

通过会阴收束法的练习，当生命气、下行气、秘音和明点（宾度）结合在一起时，练习者便获得瑜伽修炼的完美。这是毫无疑问的。

第 65 节

अपानप्राणयोरैक्यं क्षयो मूत्रपुरीषयोः ।
युवा भवति वृद्धोऽपि सततं मूलबन्धनात् ।।६५।।

apānaprāṇayoraikyaṃ kṣayo mūtrapurīṣayoḥ/
yuvā bhavati vṛddho' pi satataṃ mūlabandhanāt//65//

正规练习会阴收束法的结果是：下行气和生命气结合在一起，排泄物得以减少，甚至老人也变得年轻。

第 66 节

अपाने ऊर्ध्वगे जाते प्रयाते वह्निमण्डलम् ।
तदाऽनलशिखा दीर्घा जायते वायुनाऽऽहता ।।६६।।

apāne ūrdhvage jāte prayāte vahnimaṇḍalam/
tadā' nalaśikhā dīrghā jāyate vāyunā'' hatā//66//

下行气向上运行、到达火区（脐轮）时，由于生命气（气息）的煽动，火焰得以延长。

第 67 节

ततो यातो वह्न्यपानौ प्राणमुष्णस्वरूपकम् ।
तेनात्यन्तप्रदीप्तस्तु ज्वलनो देहजस्तथा ।।६७।।

tato yāto vahnyapānau prāṇamuṣṇasvarūpakam/
tenātyantapradīptastu jvalano dehajastathā//67//

然后，上行的下行气获得了像火一样的热量，也影响了本性是热的生命气（上行气），体内之火得到了极大地强化。

第 68 节

तेन कुण्डलिनी सुप्ता सन्तप्ता सम्प्रबुध्यते ।
दण्डाहता भुजङ्गीव निःश्वस्य ऋजुतां व्रजेत् ।।६८।।

tena kuṇḍalinī suptā santaptā samprabudhyate/
daṇḍāhatā bhujaṅgīvā niḥśvasya ṛjutāṃ vrajet//68//

由此，沉睡的灵蛇（即昆达里尼）因受热而被唤醒，就像被棍子击打的蛇用力地呼气发出嘶嘶声，并伸直了身体。

第 69 节

बिलं प्रविष्टेव ततो ब्रह्मनाड्यन्तरं व्रजेत् ।
तस्मान्नित्यं मूलबन्धः कर्तव्यो योगिभिः सदा ।।६९।।

bilaṃ praviṣṭeva tato brahmanāḍyantaraṃ vrajet/
tasmānnityaṃ mūlabandhaḥ kartavyo yogibhiḥ sadā//69//

然后，（昆达里尼）进入中脉就如同进了洞穴，因此，瑜伽练习者或瑜伽士应总是有规律地练习会阴收束法。

会阴收束法有两个技巧：(1) 脚跟抵压会阴，并且收缩肛门（第 61 节）。(2) 脚跟抵压肛门，收缩会阴。（第 63 节）

如果我们练习会阴收束法就会发现，这两个技巧的结果是一样的。收缩肛门，或者收缩会阴，两者都会导致整个盆骨底的收缩。

在一些瑜伽文本中，尤其在瑜伽高级练习文本中，通常我们会发现诸如“把下行气往上提升”这样的指导。这样的指导无论在哪里使用，它都意味着练习者必须练习会阴收束法。因此，会阴收束法最重要的方面是，它提升下行气，使之抵达火区（即脐轮）（第 66 节）。这又进一步增加了这一火区的热度（第 67 节）。火的热度抵达沉睡的昆达里尼那里，使它醒过来并伸直而进入中脉。（第 68—69 节）这实际上就是练习哈达瑜伽的目的。

会阴收束法的功效有：（1）生命气和下行气因此汇合；（2）排泄物得以减少；（3）老人变得年轻；（4）昆达里尼被唤醒并进入中脉；（5）获得瑜伽上的完美。

第 70 节

अथ जालन्धरबन्धः
कण्ठमाकुञ्च्य हृदये स्थापयेच्चिबुकं दृढम् ।
बन्धो जालन्धराख्योऽयं जरामृत्युविनाशकः ॥७०॥

atha jālandharabandhaḥ
kaṇṭhamākuñcya hṛdaye sthāpayeccibukaṃ dṛḍham/
bandho jālandharākhyo'yaṃ jarāmṛtyuvināśakaḥ//70//

现在讲解收颔收束法（扣胸锁印）。

收缩喉咙，下巴紧压在胸上。这就叫收颔收束法。

它消除衰老，征服死亡。

第 71 节

बध्नाति हि शिराजालमधोगामिनभोजलम् ।
ततो जालन्धरो बन्धः कण्ठदुःखौघनाशनः ।।७१।।

badhnāti hi śirājālamadhogāminabhojalam/
tato jālandharo bandhaḥ kaṇṭhaduḥkhaughanāśanaḥ//71//

它肯定会约束（经脉）通道群，因而阻止从空中（喉咙处）溢出的甘露向下流动。因此，它叫做收颔收束法。这一收束法消除与喉咙有关的各种疾病。

第 72 节

जालन्धरे कृते बन्धे कण्ठसंकोचलक्षणे ।
न पीयूषं पतत्यग्नौ न च वायुः प्रकुप्यति।।७२।।

jālandhare kṛte bandhe kaṇṭhasaṅkocalakṣaṇe/
na pīyūṣaṃ patatyagnau na ca vāyuḥ prakupyati//72//

保持以收缩喉咙为特征的收颔收束法，（左脉溢出的）甘露不会下落到（位于肚脐处的）火中，呼吸也不会受到扰动。

第 73 节

कण्ठसंकोचनेनैव द्वे नाड्यौ स्तम्भयेद् दृढम् ।
मध्यचक्रमिदं ज्ञेयं षोडशाधारबन्धनम् ।।७३।।

kaṇṭhasaṅkocanenaiva dve nāḍyau stambhayed dṛḍham/
madhyacakramidaṃ jñeyaṃ ṣoḍaśādhārabandhanam//73//

只是由于喉咙收缩，就牢牢地锁住了两条（即左右）经脉。这里被称为中间脉轮（即喉轮），它可以约束全部 16 个基质。

第 74 节

मूलस्थानं समाकुञ्च्य उड्डियानं तु कारयेत् ।
इडां च पिङ्गलां बद्ध्वा वाहयेत् पश्चिमे पथि ।।७४।।

mūlasthānaṃ samākuñcya uḍḍiyānaṃ tu kārayet/
iḍāṃ ca piṅgalāṃ baddhvā vāhayet paścime pathi//74//

正确地收缩肛门，做收腹收束法，锁住左右脉通道，引导生命气进入后部通道即中脉。

第 75 节

अनेनैव विधानेन प्रयाति पवनो लयम् ।
ततो न जायते मृत्युर्जरारोगादिकं तथा ।।७५।।

anenaiva vidhānena prayāti pavano layam/
tato na jayate mṛtyurjarārogādikaṃ tathā//75//

用这种方法，生命气得以吸收，即融入中脉。于是死亡、衰老和疾病等等不再发生。

第 76 节

बन्धत्रयमिदं श्रेष्ठं महासिद्धैश्च सेवितम् ।
सर्वेषां हठतन्त्राणां साधनं योगिनो विदुः ।।७६।।

bandhatrayamidaṃ śreṣṭhaṃ mahāsiddhaiśca sevitam/
sarveṣāṃ haṭhatantrāṇāṃ sādhanaṃ yogino viduḥ//76//

这三种收束法被认为是所有收束法中最好的，伟大的瑜伽士们都练习这三种收束法。瑜伽士们认为，这些方法是所有哈达瑜伽练习中的方法。

收颔收束法，通常翻译为下巴锁，是住气练习的重要组成部分之一。那些练习住气法但不练习会阴收束法或者收腹收束法的人，为了消除住气练习带来的不利影响，都必须练习收颔收束法。

收颔收束法的技巧主要包括：收缩颈部的前部区域、从下巴开始引导整个脸部向后仰，然后，再将脸部向下而将下巴放在颈静脉的凹口处。

练习收颔收束法有两个重要功效：

（1）从左脉流出的甘露被限制在颈部区域之上。因此，甘露不会被位于肚脐处的右脉吞下。

（2）它恰当地约束了16个基质。哈达瑜伽文本《悉地一悉檀塔一帕德哈提》描述了这16个基质。这16个基质分布在从脚趾到头顶的不同地方。冥想它们会带来不同的效果。收颔收束法约束所有16种基质，而有助于冥想某一特定的基质。

这16个基质及其应用和效果如下表所示：

序号	位　置	应　用	效　果
1	大脚趾	冥想大脚趾尖的光	让视界稳定
2	会阴（Muladhara）	如至善坐中左脚后跟挤压会阴	增加内火
3	肛门（Gudadhara）	肛门括约肌的伸展和缩回	稳定下行气
4	生殖器（Medhradhara）	生殖器官的收缩	穿越三结，即楼陀罗结（处于眉心轮）、毗湿奴结（处于喉轮）和梵结（处于心轮）；固精
5	肚脐上下区域（Odyanadhara）	做收腹收束法	减少大小便
6	肚脐（Nabhyadhara）	专注于这一基质并念诵OM	融入那达（秘音）
7	心（Hridayadhara）	生命气保留在此	心莲向上
8	喉咙（Kanthadhara）	练习收颔收束法	稳固左右脉中的生命气
9	小舌（Ghantikadhara）	将舌尖放在那里	引发甘露流动

续表

序号	位 置	应 用	效 果
10	上颚 (Talvadhara)	让通过移动和挤压而延长的舌头放入鼻咽腔	变得像圆木
11	舌头 (Jihvadhara)	专注舌尖	摧毁一切疾病
12	眉心 (Bhrumadhyadhara)	冥想眉心月	身体变得清凉
13	鼻子 (Nasadhara)	凝视鼻尖	心意稳定
14	鼻根 (Kapaladhara)	凝视鼻根	六个月内可以看见光之烈焰
15	前额 (Lalatadhara)	想象前额有一束光	人变得有光泽
16	空轮 (Akasacakra)	尝试想象你的古鲁的莲花足	变成像天空一样的无所不在

在描述所有三种收束法的最后，即在第 76 节中，斯瓦特玛拉摩宣称，这三种收束法在所有收束法中是最好的，伟大的瑜伽士们总是练习它们，因为在住气练习时，只有在这三种收束法的帮助下，才能促使生命气进入中脉。

第 77 节

अथ विपरीतकरणी

यत्किञ्चित् स्रवते चन्द्रादमृतं दिव्यरूपिणः ।

तत् सर्वं ग्रसते सूर्यस्तेन पिण्डो जरायुतः ।।७७।।

atha viparītakaraṇī
yatkiñcit sravate candrādamṛtaṃ divyarūpiṇaḥ/
tat sarvaṃ grasate sūryastena piṇḍo jarāyutaḥ//77//

现在讲解逆作身印（Viparitakarani）。

无论左脉流出了多少神性甘露，全都被右脉吞下。由此导致身体衰老。

第78节

तत्रास्ति करणं दिव्यं सूर्यस्य मुखवञ्चनम् ।
गुरूपदेशतो ज्ञेयं न तु शास्त्रार्थकोटिभिः ।।७८।।

tatrāsti karaṇaṃ divyaṃ sūryasya mukhavañcanam/
gurūpadeśato jñeyaṃ na tu śāstrārthakoṭibhiḥ//78//

有一种极好的身印能够堵住右脉之口。应该根据古鲁的指导而不是成千上万的经典阐释来学习此法。

第79节

ऊर्ध्वनाभिरधस्तालुरूर्ध्वं भानुरधः शशी ।
करणी विपरीताख्या गुरुवाक्येन लभ्यते ।।७९।।

ūrdhvanābhiradhastālurūrdhvaṃ bhānuradhaḥ śaśī/
karaṇī viparītākhyā guruvākyena labhyate//79//

肚脐在上、上腭在下，日（右脉）在上、月（左脉）在下，这就是逆作身印。可以通过古鲁的教导获得这一身印的指导。

第 80 节

नित्यमभ्यासयुक्तस्य जठराग्निविवर्धिनी ।
आहारो बहुलस्तस्य सम्पाद्यः साधकस्य च ।।८०।।

nityamabhyāsayuktasya jatharāgnivivardhinī/
āhārobahulastasya sampādyaḥ sādhakasya ca//80//

正规地练习此法，会增加胃火。那时，练习者能吃下更多的食物。

第 81 节

अल्पाहारो यदि भवेदग्निर्दहति तत्क्षणात् ।
अधः शिरश्चोर्ध्वपादः क्षणं स्यात् प्रथमे दिने ।।८१।।

alpāhāro yadi bhavedagnirdahati tatkṣaṇāt
adhaḥ śirāścordhvapādaḥ kṣaṇaṃ syat prathame dine//81//

如果练习者吃得太少，增大的胃火很快会烧伤他。第一天应该头朝下、脚向上，保持片刻。

第 82 节

क्षणाच्च किञ्चिदधि मभ्यसेच्च दिने दिने ।
वलितं पलितं चैव षण्मासोर्ध्वं न दृश्यते ।
याममात्रं तु यो नित्यमभ्यसेत् स तु कालजित् ।।८२।।

kṣaṇācca kiñcidadhikamabhyasecca dine dine/
valitaṃ palitaṃ caiva ṣaṇmāsordhvaṃ na dṛśyate/
yāmamātraṃ tu yo nityamabhyaset sa tu kālajit//82/

从短时到更长一点的时间，瑜伽练习者应每天逐渐增加练习时间。六个月后，其皱纹和白发消失了。每天正规练习三小时，就可征服死亡。

“Viparita”意指相反。“karani”在这里有两个意思，一是做，二是身印。因此，逆作身印（Viparitakarani）一词完整的意思是“相反地做身印”。

处于鼻咽腔的顶部的左脉不断地流出甘露，甘露向下流动到达位于肚脐右脉的区域。右脉吞下这甘露，身体不断失去这极具价值的甘露。这就导致我们身体的衰老。

回摄被右脉吞下的甘露，这一练习在《高拉夏夏塔卡姆》中用了“pratyahara”一词来表示。“pratyahara”通常的意思是，感官从它们各自的对象上回摄。然而，这里也是回摄，但是这回摄不是感官从其对象上回摄，而是甘露从右脉回摄。因此，我们发现，在帕坦伽利那里作为感官的回摄形式，被后来的哈达瑜伽著作接受为甘露的回摄，即逆作身印。

逆作身印也以体位的形式得到练习。但是在哈达瑜伽著作中，它被认为是“身印”。

与正常体位相反，即逆作身印的含义，在某种程度上，逆作身印就在于安排身体的位置，即引导左脉向下、右脉向上——左脉向下的意思是，左脉所在的头应该向下，而右脉所在的肚脐应该保持向上。一句话，逆作身印的体位有点像腿向上、头向下的体位，即通常所谓的倒立的体位。

这一身印的功效是：在这一体位中，因为重力的作用，左脉流出的甘露仅仅向下流动而不会上行，因此甘露将保持在体内，而让练习者永远年轻。

除了保护甘露外，这一练习的主要功效是极大地增加胃火。文本提示我们，应该逐渐地增加这一练习，在开始练习时时间短些，再逐渐延长时间，而不应一开始就长时间练习。

由于胃火增加，就需要吃下足够数量的食物。文本说，如果吃得太少，胃火就开始烧伤（消耗）练习者的身体。这里要注意的重要一点是，这一练习的指导似乎违反了饮食平衡的一般条件。但是，我们应该记得，饮食平衡是一个瑜伽概念，应该从促进瑜伽练习的角度来解释这个概念。

第 83 节

अथ वज्रोली

स्वेच्छया वर्तमानोऽपि योगोक्तैर्नियमैर्विना ।

वज्रोलीं यो विजानाति स योगी सिद्धिभाजनम् ।।८३।।

atha vajrolī

svecchayā vartamāno' api yogoktairniyamairvinā/
vajrolīṃ yo vijānāti sa yogī siddhibhājanaṃ//83//

现在讲解金刚力身印。

通晓金刚力身印的瑜伽士，即使他随意而行而不遵守瑜伽教导的行为准则，他一样可以获得成功。

第 84 节

तत्र वस्तुद्वयं वक्ष्ये दुर्लभं यस्य कस्यचित् ।
क्षीरं चैकं द्वितीयं तु नारी च वशवर्तिनी ।।८४।।

tatra vastudvayaṃ vakṣye durlabhaṃ yasya kasyacit/
kṣīraṃ caikaṃ dvitīyaṃ tu nārī ca vaśavartinī//84//

据说对普通人来讲有两个目标是难以达成的，一是牛奶，二是顺从的女人。

第 85 节

मेहनेन शनैः सम्यगूर्ध्वाकुञ्चनमभ्यसेत् ।
पुरुषोप्यथवा नारी वज्रोलीसिद्धिमाप्नुयात् ।।८५।।

mehanena śanaiḥ samyagūrdhvākuñcanamabhyaset/
puruṣopyathavā nārī vajrolī siddhimāpnuyāt//85//

通过（按照会阴收束法）正确地练习收缩，回摄行房后的分泌物。无论男女，用这种方法都可以成就金刚力身印。

第 86 节

यत्नतः शस्तनालेन फूत्कारं वज्रकन्दरे ।
शनैः शनैः प्रकुर्वीत वायुसञ्चारकारणात् ।।८६।।

yatnataḥ śastanālena phūtkāraṃ vajrakandare/
śanaiḥ śanaiḥ prakurvīta vāyusañcārakāraṇāt//86//

建议通过一根管子努力把空气吹进尿道中。为了空气的运行，应该非常缓慢地吹。

第 87 节

नारीभगे पतद्बिन्दुमभ्यासेनोर्ध्वमाहरेत् ।
चलितं च निजं बिन्दुमूर्ध्वमाकृष्य रक्षयेत् ।।८७।।

nārībhage patat binduṃ abhyāsenordhvaṃ āharet/
calitaṃ ca nijaṃ bindumūrdhvamākṛṣya rakṣayet//87//

练习向上回摄即将进入女性阴道内的精液。如果精液开始向下运行，应该加以回摄和保护。

第 88 节

एवं संरक्षयेद्बिन्दुं मृत्युं जयति योगवित् ।
मरणं बिन्दुपातेन जीवनं बिन्दुधारणात् ।।८८।।

evaṃ saṃrakṣayedbinduṃ mṛtyuṃ jayati yogavit/
maraṇaṃ bindupātena jīvanaṃ bindu dhāraṇāt//88//

通晓瑜伽者用这种方法保护精液，征服死亡。精液流走就是死亡，而保存精液就是生存。

第 89 节

सुगन्धो योगिनो देहे जायते बिन्दुधारणात् ।
यावद्बिन्दुः स्थिरो देहे तावत् कालभयं कुतः ।।८९।।

sugandho yogino dehe jāyate bindu dhāraṇāt/
yāvadbinduḥ sthiro dehe tāvat kālabhayaṃ kutaḥ//89//

由于精液得到保存，身体会产生一种香味。只要精液保存在体内，又何惧死亡。

第 90 节

चित्तायत्तं नृणां शुक्रं शुक्रायत्तं च जीवितम् ।
तस्माच्छुक्रं रक्षणीयं योगिभिश्च प्रयत्नतः ।।९०।।

cittāyattaṃ nṛṇāṃ śukraṃ śukrāyattaṃ ca jīvitaṃ/
tasmācchukraṃ rakṣaṇīyaṃ yogibhiśca prayatnataḥ//90//

男性的精液受控于心意，男性的生命依赖于精液。因此，瑜伽士会努力保护精液。

第 91 节

ऋतुमत्या रजोप्येवं निजं बिंदुं च रक्षयेत् ।
मेढ्रमाकर्षयेदूर्ध्वं सम्यगभ्यासयोगतः ।।९१।।

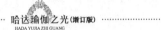

ṛtumatyā rajopyevaṃ nijaṃ binduṃ ca rakṣayet/
medhramākarṣayedūrdhvaṃ samyagabhyāsayogataḥ//91//

月经期中的女性应该以此方式保护她的分泌物，男性也应通过正确的瑜伽练习经由生殖器回摄精液。

第 92 节

अथ सहजोली
सहजोलिश्चामरोलिर्वज्रोल्या एव भेदतः ।
जले सुभस्म निक्षिप्य दग्धगोमयसम्भवम् ।।९२।।

atha sahajolī
sahajoliścāmarolirvajrolyā eva bhedataḥ/
jale subhasma nikṣipya dagdha gomayasambhavam//92//

现在讲解俱生力身印。

俱生力身印和不老力身印都是金刚力身印的变体。把牛粪烧成的好灰和水混在一起。

第 93 节

वज्रोलीमैथुनादूर्ध्वं स्त्रीपुंसोः स्वाङ्गलेपनम् ।
आसीनयोः सुखेनैव मुक्तव्यापारयोः क्षणात् ।।९३।।

vajrolīmaithunādūrdhvaṃ strīpuṃsoḥ svāṅgalepanam/
āsīnayoḥ sukhenaiva muktavyāpārayoḥ kṣaṇāt//93//

在金刚力身印中，性爱之后，男女都不要活动，以舒适的体位坐着，将（牛粪烧成的）灰涂在四肢上。

第 94 节

सहजोलिरियं प्रोक्ता श्रद्धेया योगिभिः सदा ।
अयं शुभकरो योगः भोगे युक्तेपि मुक्तिदः ।।९४।।

sahajoliriyaṃ proktā śraddheyā yogibhiḥ sadā/
ayaṃ śubhakaro yogo bhoge yuktepi muktidaḥ//94//

正如描述的那样，瑜伽士应该对俱生力身印的练习保持恭敬的态度。即便伴随着享乐，这一吉祥的瑜伽也会让人解脱。

第 95 节

अयं योगः पुण्यवतां धीराणां तत्त्वदर्शिनाम् ।
निर्मत्सराणां वै सिद्ध्येत न तु मत्सरशालिनाम् ।।९५।

ayaṃ yogaḥ puṇyavatāṃ dhīrāṇaṃ tattvadarśīnāṃ/
nirmatsarāṇāṃ vai sidhyeta na tu matsaraśālināṃ//95//

善良的人一定会获得这一瑜伽练习的成就：他们充满耐心，了悟自我，摆脱了嫉妒。那些心中充满嫉妒的人绝不会成功。

第 96 节

अथामरोली
पित्तोल्बणत्वात् प्रथमांबुधारां बिहाय निः सारतयान्त्यधाराम् ।

निषेव्यते शीतलमध्यधारा कापालिकेखण्डमतेऽमरोली ।।९६।।

atha marolī

pittolbaṇatvāt prathamāmbudhārāṃ vihāya niḥsāratayāntya dhārāṃ/

niṣevyate śītala madhyadhārā kāpālike khandamate' marolī//96//

现在讲解不老力身印。

舍弃尿液的前段，因为其胆汁过多；也舍弃尿液的后段，因为其中已没有精华；而饮用清凉的中段尿液。这就是卡帕利克宗所谓的不老力身印。

第 97 节

अमरीं यः पिबेन्नित्यं नस्यं कुर्वन् दिने दिने ।

वज्रोलीमभ्यसेत् सम्यगमरोलीति कथ्यते ।।९७।।

amarīṃ yaḥ pibennityāṃ nasyaṃ kurvan dine dine/

vajrolīmabhyaset samyagamarolīti kathyate//97//

无论是谁，每天通过鼻腔饮下自己的尿，并正确地练习金刚力身印。这就是不老力身印。

第 98 节

अभ्यासान्निःसृतां चान्द्रीं विभूत्या सह मिश्रयेत् ।

धारयेदुत्तमाङ्गेषु दिव्यदृष्टिः प्रजायते ।।९८।।

abhyāsānniḥsṛtāṃ cāndrīṃ vibhūtyā saha miśrayet/

dhārayeduttamāṅgeṣu divya dṛṣṭiḥ prajāyate//98//

练习的一个结果是，从左脉流出的液体应该与灰混合起来，涂在身体最好的部位上。这可以让练习者获得神的眼力。

第 99 节

पुंसो बिन्दुं समाकुञ्च्य सम्यगभ्यासपाटवात् ।
यदि नारी रजो रक्षेद्वज्रोल्या सापि योगिनी ।।९९।।

puṃso binduṃ samākuñcya samyagabhyāsapāṭavāt/
yadi nārī rajo rakṣedvajrolyā sāpi yoginī//99//

男性通过熟练地收缩（骨盆区）保护精液。如果女性也通过金刚力身印保护分泌物，她就是女瑜伽士。

第 100 节

तस्याः किञ्चिद्रजो नाशं न गच्छति न संशयः ।
तस्याः शरीरनादस्तु बिन्दुतामेव गच्छति ।।१००।।

tasyāḥ kiñcidrajo nāśaṃ na gacchati na saṃśayaḥ/
tasyāḥ śarīranādastu bindutāmeva gacchati//100//

毫无疑问，女瑜伽士的分泌物根本不会遭到毁坏。秘音只在女瑜伽士体内达到共鸣。

第 101 节

स बिन्दुस्तद्रजश्चैव एकीभूय स्व देहगौ ।
वज्रोल्यभ्यासयोगेन सर्वसिद्धिं प्रयच्छतः ।।१०१।।

sa bindustadrajaścaiva ekībhūya sva dehagau/
vajrolyabhyāsayogena sarvasiddhiṃ prayacchataḥ//101//

精液与她的分泌物在他们自己的体内合一。通过练习金刚力身印，会获得所有成就。

第 102 节

रक्षेदाकुञ्चनादूर्ध्वं या रजः सा हि योगिनी ।
अतीतानागतं वेत्ति खेचरी च भवेद् ध्रुवम् ।।१०२।।

rakṣedākuñcanādūrdhvaṃ yā rajaḥ sā hi yoginī/
atītānāgataṃ vetti khecarī ca bhaved dhruvaṃ//102//

通过向上回摄，女瑜伽士保护了她的分泌物，她知道过去和未来。毫无疑问，她可行于空①中。

第 103 节

देहसिद्धिं च लभते वज्रोल्यभ्यासयोगतः ।
अयं पुण्यकरो योगो भोगेभुक्तेऽपि मुक्तिदः ।।१०३।।

dehasiddhiṃ ca labhate vajrolyabhyāsayogataḥ/
ayaṃ puṇyakaro yogo bhogebhukte' pi muktidaḥ//103//

练习金刚力身印，获得完美的身体，带来美德，甚至让那些享受感官快乐的身印练习者也获得解脱。

---

① 行于空中（khecari），其字面意思是逆舌身印。——译者注

金刚力身印是十种身印中的一种，斯瓦特玛拉摩详细描述了这一身印。他再一次强调，Tantra（密宗）对哈达瑜伽具有巨大的影响。在金刚力身印的练习中，尽管包含了某些可说是严格的瑜伽练习，但诸如会阴收束法或 yonimudra（一种主要是会阴或肛门的收束法）在这里却是为了练习金刚力身印而得以应用的。

在描述金刚力身印时，有两个重要的词：Nari 和 Bindu。本书这一部分的有些译本把这两个词分别翻译为 Nari（纳迪，即生命气的通道）和甘露（宾度）。但实际上，这两个词分别意指女性伴侣和精液。这些译本只想清楚说明哈达瑜伽中的金刚力身印的概念，并脱离密宗的影响。但是，要证明在所有地方出现的 Nari 都意为纳迪是正当的，则相当困难。因此，最好的办法就是承认这一身印的确受到了密宗的影响。

斯瓦特玛拉摩一开始就陈述了身印的目的，那就是为了保存能量。在人的身体中有两种能量需要得到正确地保存，然后就需要引导能量去达成更高的瑜伽目的。这两者都是为了长寿。而这两种能量就是所谓“上部能量”和“下部能量”。

“上部能量”等同于位于鼻咽腔顶部的左脉流出的甘露。这甘露，尽管持续地从左脉流出，但位于肚脐处的右脉也在持续地吞掉它。练习特殊的身印，诸如逆舌身印和逆作身印，就可以保护这甘露使之不被右脉吞下，并使这一能量在体内循环。

“下部能量”等同于精液，由于心意的扰动（《哈达瑜伽之光》III / 90），特别是与异性在一起的时候，精液会泄出体外。在金刚力身印帮助下，精液也必须得到保存。在金刚力身印练习中，异性伴侣会给他提供保存精液的条件。练习者不仅要学会保存精液，也要学会在射精的状态下，如何提升精液，在金刚力身印的帮助下，自觉地、努力地不让这精液流出体外。这也为我们提供了一个学习机会，学会如何控制作为射精的原因的精神扰动的技巧。

不老力身印似乎是金刚力身印的补充。这一练习在一个特殊密宗群体即所谓的卡帕利克宗（Khandakapalike）中更为流行。这一练习主要包含“喝自己的尿”。在印度，尿疗也十分普遍。

根据文本，喝尿的技巧如下。

从身体中排出的尿可分为三部分：

第一部分：这是最初流出来的，不值得喝下，因为它含有太多的胆汁和其他的废物。

最后部分：这也是无用的，因为其中没有任何精华。既然它没有任何有益的东西，所以不应喝下。

中间部分：这部分对于达成喝尿的目的是最为重要的，因为它包含了所有的精华，故应该喝下。

这里提到，喝下自己尿的目的，是作为练习金刚力身印的补充。然而，喝下自己的尿也有很多医学上的价值。尿有巨大的治愈力量，对治疗各种皮肤病具有极好的疗效。

第 104 节

अथ शक्तिचालनम्
कुटिलाङ्गी कुण्डलिनी भुजङ्गी शक्तिरीश्वरी।
कुण्डल्यरुन्धती चैते शब्दाः पर्यायवाचकाः।।१०४।।

atha śakticālanam
kuṭilāṅgī kuṇḍalinī bhujaṅgīśaktir īśvarī/
kuṇḍalyarundhatī caiteśabdāḥ paryayavācakāḥ//104//

现在讲解萨克提提升印。

昆缇喇姆吉（蜷曲的身体）、昆达里尼（蜷曲的蛇）、巴胡嘉姆吉（母蛇）、萨克提（灵能）、伊斯瓦里（女主宰者）、昆达里（蜷曲）、阿伦达蒂（红色围裙），这些都是同义词。

第 105 节

उद्घाटयेत् कपाटं तु यथा कुञ्चिकया हठात्।
कुण्डलिन्या तथा योगी मोक्षद्वारं विभेदयेत्।।१०५।।

udghāṭayet kapāṭaṃ tu yathā kuñcikayā haṭhāṭ/
kuṇḍalinyā tathā yogī mokṣadvāraṃ vibhedayet//105//

正如用钥匙立刻就可把门打开一样，同样，在昆达里尼的帮助下，瑜伽士可进入解脱之门。

第 106 节

येन मार्गेण गन्तव्यं ब्रह्मस्थानं निरामयम् ।
मुखेनाच्छाद्य तद्द्वारं प्रसुप्ता परमेश्वरी ।।१०६।।

yena mārgeṇa gantavyaṃ brahmasthānaṃ nirāmayam/
mukhenācchādya taddvāraṃ prasuptā parameśvarī//106//

昆达里尼沉睡着，它的嘴巴挡住了进入没有痛苦的梵界之路的入口处。

第 107 节

कन्दोर्ध्वेकुण्डलीशक्तिः सुप्ता मोक्षाय योगिनाम् ।
बन्धनाय च मूढानां यस्तां वेत्ति स योगवित् ।।१०७।।

kandordhve kuṇḍalīśaktih suptā mokṣāya yoginām/
bandhanāya ca mūḍhānāṃ yastāṃ vetti sa yogavit//107//

沉睡在坎达（根部）之上的昆达里尼，是瑜伽士的解脱之力，但是对于无知者，它却是束缚。通晓这一点的人，就通晓瑜伽。

第 108 节

कुण्डली कुटिलाकारा सर्पवत् परिकीर्तिता ।
सा शक्तिश्चालिता येन स मुक्तो नात्र संशयः ।।१०८।।

kuṇḍalī kuṭilākārā sarpavat parikīrtitā/
sā śaktiḥ cālitā yena sa mukto nātra saṃśayaḥ//108//

盘绕着的昆达里尼被描述为好像一条蛇，能够使沉睡的昆达里尼移动起来的人无疑得到了解脱，这是毫无疑问的。

第109节

गङ्गायमुनयोर्मध्ये बालरण्डां तपस्विनीम् ।
बलात्कारेण गृह्णीयात् तद्विष्णोः परमं पदम् ।।१०९।।

gaṅgāyamunayormadhye bālaraṇḍām tapasvinīm/
balātkāreṇa gṛhṇīyāt tadviṣṇoḥ paramaṃ padamṃ//109//

在恒河（左脉）和雅沐纳河（右脉）之间是忍受苦行的昆达里尼，应该努力抓住它并到达毗湿奴的至上居所。

第110节

इडा भगवती गङ्गा पिङ्गला यमुना नदी ।
इडापिङ्गलयोर्मध्ये बालरण्डा च कुण्डली ।।११०।।

idā bhagavatī gaṅgā piṅgalā yamunā nadī/
iḍāpiṅgalayormadhye bālaraṇḍā ca kuṇḍalī//110//

左脉被认为是女神恒河，右脉是雅沐纳河，位于二者之间的是昆达里尼，她是年轻的寡妇。

第 111 节

पुच्छे प्रगृह्य भुजगीं सुप्तामुद्बोधयेच्च ताम् ।
निद्रां विहाय सा शक्तिरूर्ध्वमुत्तिष्ठते हठात् ।।१११।।
pucche pragr̥hya bhujagīṃ suptāṃudbodhayecca tāṃ/
nidrāṃ vihāya sā śaktir ūrdhvamuttiṣṭhate haṭhat//111//

要抓住沉睡的昆达里尼的尾巴并唤醒它。昆达里尼就会告别沉睡状态，奋力向上涌动。

第 112 节

अवस्थिता चैव फणावती सा प्रातश्च सायं प्रहरार्धमात्रम् ।
प्रपूर्य सूर्यात् परिधानयुक्त्या प्रगृह्य नित्यं परिचालनीया ।।११२।।
avasthitā caiva phaṇāvati sā prātasca sāyaṃ praharardhamātram/
prapūrya sūryāt paridhānayuktyā pragr̥hya nityaṃ paricālanīyā//112//

通过帕里坦法，右鼻腔吸气，抓住位于（体内）的昆达里尼，每天早晨和傍晚使它移动一个半小时。

第 113 节

ऊर्ध्वं वितस्तिमात्रं तु विस्तारं चतुरङ्गुलम् ।
मृदुलं धवलं प्रोक्तं वेष्टिताम्बरलक्षणम् ।।११३।।

ūrdhvaṃ vitastimātraṃ tu vistāraṃ caturaṅgulaṃ/
mṛdulaṃ dhavalaṃ proktaṃ veṣṭītāmbaralakṣaṇaṃ//113//

坎达在会阴之上约十二指处，长和宽为四指，据说就像被柔软的白布覆盖着。

第 114 节

सति वज्रासने पादौ कराभ्यां धारयेद् दृढम् ।
गुल्फदेशसमीपे च कन्दं तत्र प्रपीडयेत् ।।११४।।

sati vajrāsane pādau karābhyāṃ dhārayed dṛḍhaṃ/
gulpha deśa samīpe ca kandaṃ tatra prapīḍayet//114//

采用金刚坐，双手稳稳地抓住双脚，然后抵压（靠近脚后跟处的）坎达。

第 115 节

वज्रासने स्थितो योगी चालयित्वा च कुण्डलीम् ।
कुर्यादनन्तरं भस्त्रां कुण्डलीमाशु बोधयेत् ।।११५।।

vajrāsane sthito yogī cālayitvā ca kuṇḍalīṃ/
kuryādanantaraṃ bhastrāṃ kuṇḍalīmāśu bodhayet//115//

稳稳地保持金刚坐，使昆达里尼移动，之后，瑜伽士应做风箱式住气法，（从而）即刻唤醒昆达里尼。

第 116 节

भानोराकुञ्चनं कुर्यात् कुण्डलीं चालयेत्ततः ।
मृत्युवक्त्रगतस्यापि तस्य मृत्युभयं कुतः ।। ११६ ।।

bhānorākuñcanaṃ kūryāt kuṇḍalīṃ cālayettataḥ/
mṛtyuvaktragatasyāpi tasya mṛtyubhayaṃ kutaḥ//116//

应收缩太阳，使昆达里尼移动。这样的人，即便已经掉进死神嘴里，也全无恐惧。

第 117 节

मुहूर्तद्वयपर्यन्तं निर्भयं चालनादसौ ।
ऊर्ध्वमाकृष्यते किञ्चित् सुषुम्नायां समुद्गता ।।११७।।

muhūrta dvaya paryantaṃ nirbhayaṃ cālanādasau/
ūrdhvamākṛṣyate kiñcit suṣumnāyāṃ samudgatā//117//

大胆地使昆达里尼移动九十六分钟，已进入中脉的这一昆达里尼就被向上拉了一点。

第 118 节

तेन कुण्डलिनी तस्याः सुषुम्नायां मुखं ध्रुवम् ।
जहाति तस्मात् प्राणोऽयं सुषुम्नां व्रजति स्वतः ।।११८।।

tena kuṇḍalinī tasyāḥ suṣumnāyāṃ mukhaṃ dhruvaṃ/
jahāti tasmāt prāṇo' yaṃ suṣumnāṃ vrajati svataḥ//118//

由此，昆达里尼肯定离开了中脉的入口处。因此，生命气本身就得以进入中脉。

第 119 节

तस्मात् सञ्चालयेन्नित्यं सुखसुप्तामरुन्धतीम् ।
तस्याः सञ्चालनेनैव योगी रोगैः प्रमुच्यते ।।११९।।

tasmāt sañcālayennityaṃ sukhasuptāmarundhatīṃ/
tasyāḥ sañcālanenaiva yogī rogaiḥ promucyate//119//

因此，应该天天使这静静沉睡的昆达里尼移动。仅仅凭此，瑜伽练习者就可以免受疾病之苦。

第 120 节

येन सञ्चालिता शक्तिः स योगी सिद्धिभाजनम् ।
किमत्र बहुनोक्तेन कालं जयति लीलया ।।१२०।।

yena sañcālitā śaktiḥ sa yogī siddhibhājanaṃ/
kimatra bahunāuktena kālaṃ jayati līlayā//120//

能够使昆达里尼移动的瑜伽练习者将获得成功。还用多说吗？他毫不费力地征服了死亡。

第 121 节

ब्रह्मचर्यरतस्यैव नित्यं हितमिताशनः ।
मण्डलाद् दृश्यते सिद्धिः कुण्डल्यभ्यासयोगिनः ।।१२१।।

brahmacaryaratasyaiva nityaṃ hitamitāśanaḥ/
maṇḍalād dṛśyate siddhi kuṇḍalyabhyāsayoginaḥ//121//

练习昆达里尼者，奉行独身，饮食有益、规则、平衡，四十天内就可以看见他的成功。

第 122 节

कुण्डलीं चालयित्वा तु भस्त्रां कुर्याद्विशेषतः ।
एवमभ्यसतो नित्यं यमिनो यमभीः कुतः ।।१२२।।

kuṇḍalīṃ cālayitvā tu bhastrāṃ kuryādviśeṣataḥ/
evamabhyasato nityaṃ yamino yamabhīḥ kūtaḥ//122//

在使昆达里尼移动之后，要特别练习风箱式住气法。这样规则地练习之后，这类瑜伽练习者根本就不惧死神。

第 123 节

द्वासप्ततिसहस्राणां नाडीनां मलशोधने ।
कुतः प्रक्षालनोपायः कुण्डल्यभ्यसनादृते ।।१२३।।

dvāsaptatisahastrāṇāṃ naḍīnāṃ malaśodhane/
kutaḥ prakṣālanopāyaḥ kuṇḍalyabhyasanādṛte//123//

除了使昆达里尼移动外，再没有其他办法可以净化 72000 条生命能量通道中的杂质。

第 124 节

इयं तु मध्यमा नाडी दृढाभ्यासेन योगिनाम् ।
आसनप्राणसंयाममुद्राभिः सरला भवेत् ।।१२४।।

iyaṃ tu madhyamā nāḍī dṛḍhābhyāsena yoginām/
āsana prāṇasaṃyāmamudrābhiḥ saralā bhavet//124//

瑜伽士坚定地练习各种不同的体位、调息和身印，这条中脉变得挺直。

第 125 节

अभ्यासे तु विनिद्राणां मनो धृत्वा समाधिना ।
रुद्राणी वा परा मुद्रा भद्रां सिद्धिं प्रयच्छति ।।१२५।।

abhyāse tu vinidrāṇāṃ mano dhṛtvā samādhinā/
rudrāṇī vā parāmudrā bhadrāṃ siddhiṃ prayacchāti//125//

随着细心的练习，以及心意专注于三摩地，这会使练习者在最好的身印即希瓦身印练习上获得有益的成就。

第 126 节

राजयोगं विना पृथ्वी राजयोगं विना निशा ।
राजयोगं विना मुद्रा विचित्रापि न शोभते ।।१२६।।

rājayogaṃ vinā pṛthvi rājayogaṃ vinā niśā/
rājyogaṃ vinā mudrā vicitrāpi na śobhate//126//

没有胜王瑜伽，大地、夜晚甚至各种不同的身印都毫无用处。

第 127 节

मारुतस्य विधिं सर्वं मनोयुक्तं समभ्यसेत् ।
इतरत्र न कर्तव्या मनोवृत्तिर्मनीषिणा ।।१२७।।

mārutasya vidhiṃ sarvaṃ manoyuktaṃ samabhyaset/
itaratra no kartavyā manovṛttirmanīṣiṇā//127//

智者应该在练习所有与生命气有关的练习时心意专注，他不应该让心意散漫。

第 128 节

इति मुद्रा दश प्रोक्ता आदिनाथेन शम्भुना ।
एकैका तासु यमिनां महासिद्धिप्रदायिनी।।१२८।।

iti mudrā daśa proktā ādināthena śambhunā/
ekaikā tāsu yamināṃ mahāsiddhipradāyinī//128//

这样，至尊希瓦已经描述了十种身印。每一种身印都具有给予瑜伽练习者以巨大成就的能力。

第 129 节

उपदेशं हि मुद्राणां यो दत्ते साम्प्रदायिकीम् ।
स एव श्रीगुरुः स्वामी साक्षादीश्वर एव सः ।।१२९।।

upadeśaṃ hi mudrāṇāṃ yo datte sāmpradayikīṃ/
sa eva śrīguruḥ swāmī sākṣādīśvara eva saḥ//129//

所以，无论是谁，只有按照传统的方法传授身印知识的，才是最好的古鲁，才是主，才是可见的神。

第130节

तस्य वाक्यपरो भूत्वा मुद्राभ्यासे समाहितः ।
अणिमादिगुणैः सार्धं लभते कालवञ्चनम् ।।१३०।।
tasya vākyaparo bhūtvā mudrābhyāse samāhitaḥ/
aṇimādi guṇaiḥ sārdhaṃ labhate kālavañcanam//130//

遵循古鲁的指导，心意专注地练习身印，可获得能小等超凡能力，征服死亡。

萨克提提升印（Sakticalana mudra）。在这里，“sakti”（萨克提）代表昆达里尼，“calana”的意思是“使……移动”。因此，这一练习就意味着“使昆达里尼移动”。在开始谈论使昆达里尼移动的技巧之前，我们先来简要地了解一下昆达里尼。

昆达里尼被认为存在于每一个人之中。但是，它一直处于沉睡状态。为了灵性的目的，我们需要把它唤醒。

昆达里尼的名称

《哈达瑜伽之光》列举了昆达里尼的七个名称。它们分别是：昆缇喇姆吉（蜷曲的身体）、昆达里尼（蜷曲的蛇)、巴胡嘉姆吉（母蛇)、萨克提（灵能)、伊斯瓦里（女主宰者)、昆达里（蜷曲)、阿伦达蒂（支撑大地)。我们发现，这些术语都在昆达里尼的语境中使用过。但是，我们要知道，昆达里尼并不只有这七个名称。在《哈达瑜伽之光》中，我们还发现了诸如 balarandam（本章第 109 节)、bhujagi（第 111 节)、Phanavati（第 112 节)、Bhujagi 等昆达里尼的名称。在《楼陀罗亚玛拉密典》(《优陀罗密典》第 36 章）中，昆达里尼的名称超过了一千个。昆达里尼这一概念的确是从密宗那里进入哈达瑜伽的，因此，密宗的著作对这个概念做了极为详尽的说明。

昆达里尼的形态

昆达里尼被认为存在于每一个人之中。但是，她一直处于沉睡状态。为了灵性的目的，我们需要把它唤醒。

昆达里尼这名字本身就提示我们，通常它是以蜷曲形态处于沉睡状态中的。用沉睡状态来命名它，仅仅是因为这是它在每一个体中的正常状态。只有通过瑜伽的高级练习，才能唤醒昆达里尼，然后它就变直了。它就好像一条蛇，当蛇受到击打的时候，就会伸直身体，类似地，当昆达里尼受到生命气之能量打击的时候，昆达里尼就伸直了。

据说，昆达里尼蜷曲了三圈半。三圈的每一圈分别代表 a、u 和 m，还有半圈代表其共振音“aum”。支撑这个概念最重要的理论据说是，它是所有知识的所在地，它是一切的创造者。昆达里尼就像一条蛇，它用嘴挡住中脉的入口门并一直在那里沉睡着。

昆达里尼的位置

瑜伽著作者们对于昆达里尼所处的准确位置并无一致的看法。在《哈达瑜伽之光》中，我们发现，她的位置靠近肚脐区。为了描述昆达里尼的位置，作者首先描述了坎达（Kanda，根部）的位置，据说坎达是人的身体中所有经脉的起源。

根据目前的每一本瑜伽著作，72000 条经脉起源于坎达。文本中说“kandordhve kundali saktih”，即昆达里尼萨克提（kundalinisakti）坐落在坎达之上。（第 107 节）为了决定坎达的位置，斯瓦特玛拉摩引进了身体中部的概念（Dehamadhya）。根据《瓦希斯塔本集》（III/68），身体中部等同于会阴。《哈达瑜伽之光》进一步说，“urdhvam vitastimatram”，即在会阴之上十二指处。（第 113 节）

《哈达瑜伽之光》的评论者婆罗门南达清楚地指出，坎达坐落在身体中部之上十二指处。根据《瓦希斯塔本集》（III / 69），从身体中部到肚脐是十三个手指。这样，坎达就坐落在肚脐下一个手指。再者，坎达的长和宽为四指（《哈达瑜伽之光》第三章第 113 节）。这一描述暗示出，坎达位于肚脐下一指、肚脐上三指的地方。于是我们可以说，位于坎达之上的昆达里尼，其位置至少在肚脐之上三指处。

但是，在所有文本中关于昆达里尼的位置从来就没有一致的说法。这里，仅指出《格兰达本集》这一个文本，就足以显示这种不同的意见。根据这部著作，它坐落在会阴处（Muladhara）。从中我们可以读到：

mūlādhāre ātmaśaktiḥ kuṇḍalī paradevatā/
ayitā bhujagākārā sārdhatrivalayānvitā// （III/40）

其意思是，昆达里尼位于会阴处，它具有绝对力量的性质，它像蛇一样蜷曲了三圈半而在那里沉睡着。

这样，关于昆达里尼的位置，就既不能说它位于肚脐，又不能说它位于会阴处。然而，从哈达瑜伽的角度和昆达里尼的角度来看，我们可以说，从肚脐到会阴，都是非常重要的身体部位。如果我们分析这一练习，就会发现，这一区域得到了最高的重视。

这可能是因为，昆达里尼，这一哈达瑜伽中最重要的概念，就处于这一重要区域内，如果不处理好这一区域，瑜伽的进展就是不可能的。而且，中脉的入口门也在这里。因为昆达里尼沉睡着，堵住了中脉的入口门，因此，唤醒昆达里尼就尤为重要，因为只有这样，昆达里尼才能随着生命气一起进入中脉。根据这个观点来看，我们可以检查一下诸如背部伸展式、至善坐、莲花坐、狮子坐、会阴收束法、收腹收束法、大收束法、萨克提提升印等练习。所有这些住气技巧的目的都在于中脉的入口门，唤醒昆达里尼之后，它就会离开中脉的入口，生命气就可以进入中脉了。

特性和功效

在沉睡的状态下，吉瓦（jiva，个体灵魂）就像动物一样（《格兰达本集》III / 41）。动物一词，只是指称人的无明和他因为无明而被束缚在这个世界上。只要它沉睡着，就无法得到知识。因此，为了得到知识，就要唤醒它。它沉睡着，通向中脉的入口门就由它的嘴关闭着，生命气也就无法进入中脉。当昆达里尼被唤醒时，灵性之路就得以打开，知识就可以得到了。

唤醒的技巧

1. 理论。沉睡的昆达里尼用嘴挡住了中脉的入口门，也挡住了通往梵天之居所的通道。应该抓住它的尾巴使它从睡眠中醒过来。

2. 准备。准备的第一步是必须应用“帕里坦法”。（第 112 节）这涉及布的应用技巧。在《哈达瑜伽之光》中，这一技巧并未得到清晰的说明。但是我们在《格兰达本集》（III/43）中发现了一些线索：“nabhim samvestya vastrena na ca nagno…”意思是：肚脐区域要用一块布盖住。也就是说，这一区域不应该裸露。

3. 练习。

（1）用布盖住肚脐之后，采用金刚坐体位。根据斯瓦特玛拉摩本人的说法，金刚坐是完美坐的另一个名字。（见本书 I/34）金刚坐包括：右脚后跟抵住会阴，左腿放在耻骨上。

（2）用脚后跟抵压靠近坎达处的昆达里尼所在位置使昆达里尼移动。（第 114 节）

（3）然后，应练习风箱式住气法。（第 115 节）这就意味着，首先必须要练习头颅清明法，随后练习太阳脉贯穿法。

（4）之后，练习右脉区域的收缩。（第 116 节）为此，要练习收腹收束法。

成功地使昆达里尼移动的必要条件

（1）必须独身；（第 121 节）

（2）应严格遵循饮食平衡；（第 121 节）

（3）应控制住感官。

功　效

（1）净化 72000 条经脉；

（2）获得瑜伽成就；

（3）消除疾病；

（4）克服对死亡的恐惧；

（5）毫无疑问地获得解脱；

（6）毫不费力地征服死亡。

精神态度

关于对待与生命气运行有关的所有练习的精神态度，有一个一般的指导：“智者应该在练习所有与生命气有关的练习时心意专注，他不应该心意散漫。”（《哈达瑜伽之光》III/127）

इति स्वात्मरामविरचितायां हठयोगप्रदीपिकायां तृतीयोपदेशः

iti svātmārāmaviracitāyāṃ haṭhayogapradīpikāyāṃ tṛtīyo' padeśah

斯瓦特玛拉摩撰写的《哈达瑜伽之光》第三章就此结束。

第四章　三摩地

अथ चतुर्थोपदेश :

atha caturtho'padeśaḥ

现在讲解第四章。

第1节

नमः शिवाय गुरवे नादबिन्दुकलात्मने ।

निरञ्जनपदं याति नित्यं यत्र परायणः ।।१।।

namaḥ śivāya gurave nādbindukalātmane/

nirañjanapadaṃ yāti nityaṃ yatra parāyaṇaḥ//1/

向至尊古鲁希瓦顶礼，他是那达（nada）即内在声音的形式；他是宾度（bindu）即内在共鸣的声音；他是卡拉（kala）即声音的声音。如果人们热诚地崇拜他，就会获得那没有摩耶（虚幻）的纯粹之态。

在这一节中，使用了三个技术术语来向哈达瑜伽最初的解释者至尊希瓦致敬。它们是 Nada（那达）、Bindu（宾度）和 Kala（卡拉）。

那达——意思是内在的声音，可以等同于铃声。

宾度——实际上可以理解为铃音的共鸣。

卡拉——是铃声的一部分，就像是声音的灵魂。

至尊希瓦提出要每天冥想那达、宾度和卡拉。为了进行这样的冥想，练习者必须练习“Nadanusandhana”，即“跟随内在的声音”。

第 2 节

अथेदानीं प्रवक्ष्यामि समाधिक्रममुत्तमम् ।
मृत्युघ्नं च सुखोपायं ब्रह्मानन्दकरं परम् ।।२।।

athedānīṃ pravakṣyāmi samādhikramamuttamam/
mṛtyughnaṃ ca sukhopāyaṃ brahmānandakaraṃ param//2//

从现在开始，我要讲述三摩地的次第，它是无可匹敌的，是死亡的征服者，是获得快乐和至福的方法。

三摩地是一种状态，它使人摆脱业律，脱离生死轮回，从快乐或痛苦中解脱出来，完全停止了心意波动，甚至摧毁了死亡，即死亡也在他的控制之下，他可以随意获得死亡。

第 3—4 节

राजयोगः समाधिश्च उन्मनी च मनोन्मनी ।
अमरत्वं लयस्तत्त्वं शून्याशून्यं परं पदम् ।।३।।
अमनस्कं तथाद्वैतं निरालम्बं निरञ्जनम् ।
जीवन्मुक्तिश्च सहजा तुर्या चेत्येकवाचकाः ।।४।।

rājayogaḥ samādhiśca unmanī ca manonmanī/
amaratvaṃ layastatvaṃ śūnyāśūnyaṃ paraṃ padam//3//
amanaskaṃ tathādvaitaṃ nirālambaṃ nirañjanam/
jīvanmuktiśca sahajā turyā cetyekavācakāḥ//4//

胜王瑜伽、三摩地、温曼尼、末那摩尼、阿玛拉瓦（不死、无有生死）、拉亚（深定、消融、出离于世间）、塔瓦（真性、真理、自我）、虚空不空（亦空亦有）、至上之境（终极真实）、无心（无心之心）、不二、无持（万物一体、独立不依）、无暇（超越二元）、解脱生命、本身（超越一切有染）、图力亚（意识的第四态），所有这些都是同义词 。

所有这些都是三摩地的同义词。在文本中的不同地方，诸如温曼尼、末那摩尼、胜王瑜伽、无暇等，所有这些全都是为了描述三摩地而使用的。

第5节

सलिले सैन्धवं यद्वत् साम्यं भजति योगतः ।
तथात्ममनसोरैक्यं समाधिरभिधीयते ।।५।।

salile saindhavaṃ yadvat sāmyaṃ bhajati yogataḥ/
tathātmamanasoraikaṃ samādhirabhidhīyate//5//

如同盐因为与水混合而融于水（与水合一）一样；类似的，心意和阿特曼合一就叫三摩地。

第 6 节

यदा संक्षीयते प्राणो मानसं च प्रलीयते ।
तदा समरसत्वं च समाधिरभिधीयते ।।६।।
yadā saṃkṣiyate prāṇo mānasaṃ ca pralīyate/
tadā samarasatvaṃ ca samādhirabhidhīyate//6//

当生命气（呼吸）减弱、心意功能也停止之时，就只有平静，这就称为三摩地。

第 7 节

तत्समं च द्वयोरैक्यं जीवात्मपरमात्मनोः ।
प्रनष्टसर्वसङ्कल्पः समाधिः सोऽभिधीयते।।७।।
tatsamaṃ ca dvayoraikyaṃ jīvātmaparamātmanoḥ/
pranaṣṭasarvasaṃkalapaḥ samādhiḥ so' bhidhīyate//7//

那种平静，个体灵魂与至上灵魂二者合一，心意的所有功能全部消失。这就称为三摩地。

在第 5—7 节这三节中，斯瓦特玛拉摩描述了三摩地的性质。在本章第 106—113 节，他又论述了三摩地这同一主题。三摩地的特性是他一再描述的主题。这不过是提醒我们，斯瓦特玛拉摩撰写这部《哈达瑜伽之光》的全部目的，就是要达成三摩地。所以，他非常清楚地告诉那些练习哈达瑜伽的人们，如果练习的目的不是为了获得胜王瑜伽，那么他们的练习就是无用的，而只是哈达瑜伽的表演者。

当心意与声音合一时，就好像盐与水合一，这就叫做三摩地。但是，除非呼吸与心意这两者不再发挥功能，否则心意与灵魂就无法合一。通过练习住气法，当生命气不再发挥功能时，心意也就不再发挥功能了，这才会导致心意与灵魂的合一，也使得练习者从欲望中彻底地解脱出来，并导致个体灵魂与至上灵魂合一。

第8节

राजयोगस्य माहात्म्यं को वा जानाति तत्त्वतः ।
ज्ञानं मुक्तिः स्थितिः सिद्धिर्गुरुवाक्येन लभ्यते ।।८।।

rājayogasya māhātmayaṃ ko vā jānāti tattvataḥ/
jñānaṃ muktiḥ sthitiḥ siddhirguruvākyena labhyate//8//

懂得胜王瑜伽的荣耀及其本质的所有人，在古鲁的指导下，获得知识、解脱、最高境界和成就。

第9节

दुर्लभो विषयत्यागो दुर्लभं तत्त्वदर्शनम् ।
दुर्लभा सहजावस्था सद्गुरोः करुणां विना ।।९।।

durlabho viṣayatyāgo durlabhaṃ tatvadarśanam/
durlabhā sahajāvasthā sadguroḥ karuṇāṃ vinā//9//

没有古鲁的慈悲，就难以弃绝世俗对象，难以觉悟

本质（真理），难以获得自然状态（三摩地）。

在印度经典中，特别是在有关灵修的经典中，古鲁是非常重要的。这两节描述了古鲁的重要性。没有古鲁的恩典，就不可能获得解脱或知识，就不可能摧毁世俗的快乐和实现自我。

第 10 节

विविधैरासनैः कुम्भैर्विचित्रैः करणैरपि ।
प्रबुद्धायां महाशक्तौ प्राणः शून्ये प्रलीयते ।।१०।।

vividhairāsanaiḥ kumbhairvicitraiḥ karaṇairapi/
prabuddhāyaṃ mahāśaktau prāṇaḥ śūnye pralīyate//10//

通过练习各种不同的体位、各种不同的住气法和身印，当昆达里尼被唤醒之时，生命气就消融在中脉中。

第 11 节

उत्पन्नशक्तिबोधस्य त्यक्तनिःशेष कर्मणः ।
योगिनः सहजावस्था स्वयमेव प्रजायते ।।११।।

utpannaśaktibodhasya tyaktaniḥśeṣakrmaṇaḥ/
yoginaḥ sahajāvasthā svayameva prajāyate//11//

唤醒了昆达里尼，也完全弃绝了所有的活动，这时，自然状态（三摩地）在瑜伽中自动产生。

第 12 节

सुषुम्नावाहिनि प्राणे शून्ये विशति मानसे।
तदा सर्वाणि कर्माणि निर्मूलयति योगवित् ।।१२।।

suṣumnāvāhini prāṇe śūnye viśati mānase/
tadā sarvāṇi karmāṇi mirmūlayati yogavit//12//

生命气开始进入中脉，心意也消融在中脉中，通晓瑜伽者根除了过去所有的业。

不同的练习——诸如体位法、住气法和身印，都导致唤醒昆达里尼，使得生命气进入中脉。昆达里尼的唤醒也使得所有过去的业得以消除。过去的业被认为是生死轮回的根本原因。

第 13 节

अमराय नमस्तुभ्यं सोऽपि कालस्त्वया जितः ।
पतितं वदने यस्य जगदेतच्चराचरम् ।।१३।।

amārauli namastubhyaṃ so' pi kālastvayā jitaḥ/
patitaṃ vadane yasya jagadetaccarācaraṃ//13//

噢，不朽者，我向你顶礼！世界上动的、不动的物体全都落进你的嘴里，时间/死亡也被你征服。

第 14 节

चित्ते समत्वमापन्ने वायौ व्रजति मध्यमे ।
तदामरोली वज्रोली सहजोली प्रजायते ।।१४।।

citte samatvamāpanne vāyau vrajati madhyame/
tadāmarolī vajrolī sahajolī prajātaye//14//

心意平静、生命气进入中脉之时，不老力身印、金刚力身印和俱身力身印就练成了。

第三章已经描述了不老力身印、金刚力身印和俱身力身印。这里再一次提及它们只不过是为了提醒我们，密宗对这些练习的影响已经被克服了。这也暗示我们，不控制住心意、生命气不进入中脉，那么就不可能获得不老力身印、金刚力身印和俱身力身印的成功。

第 15 节

ज्ञानं कुतो मनसि सम्भवतीह तावत्
प्राणोऽपि जीवति मनो म्रियते न यावत् ।
प्राणो मनो द्वयमिदं विलयं नयोद्यो
मोक्षं स गच्छति नरो न कथञ्चिदन्यः ।।१५।।

jñanaṃ kuto manasi saṃbhavatīha tāvat/
prāṇo'pi jīvati mano mriyate na yāvat/
prāṇo mano dvayamidaṃ vilayaṃ nayedyo
mokṣaṃ sa gacchati naro na kathañcidanyaḥ//15//

只要生命气还活跃、心意活动没有停止，就不可能获得知识。只有消融了生命气和心意，才能获得解脱。其他的任何方法都不能达至解脱。

第 16 节

ज्ञात्वा सुषुम्नासम्भेदं कृत्वा वायुं च मध्यगम् ।
स्थित्वा सदैव सुस्थाने ब्रह्मरन्ध्रे निरोधयेत् ।।१६।।

jñātvā suṣumnāsaṃbhedaṃ kṛtvā vāyuṃ ca madhyagaṃ/
sthitvā sadaiva susthāne brahmarandhre nirodhayet//16//

安坐在合适之地，知晓穿透中脉之门的技巧，引导生命气进入中脉，在中脉中保持它。

没有生命气和心意的消融，就不可能获得解脱。换言之，生命气消融之时，心意也消融了。这里，合适之地提醒我们注意在本书第一章第 12 节中描述过的关于练习的理想之地的说明。在这样的理想之地进行练习，才可以保证取得瑜伽的成功。然后，要遵循古鲁教授的技巧，让生命气进入中脉并将它保持在那里。

第 17 节

सूर्याचन्द्रमसौ धत्तः कालं रात्रिन्दिवात्मकम् ।
भोक्त्री सुषुम्ना कालस्य गुह्यमेतदुदाहृतम् ।।१७।।

sūryācandramasau dhattaḥ kālaṃ rātrindivātmakam/
bhoktrī suṣumnā kālasya guhyametadudāhṛtaṃ//17//

太阳和月亮规定了作为白天和夜晚的本性的时间。中脉吞噬了时间。实例已经解释了这个秘密。

这里在专门的瑜伽意义上使用了“Bhoktri susumna kalasya”，意思是“中脉吃掉了时间”。我们都知道，时间以白天和黑夜的形式随着太阳和月亮流逝着。这里，太阳代表白天，月亮代表黑夜。人的生命因此与时间一样也是流逝的，因为太阳和月亮总是以呼吸的形式活动着。生命气进入中脉，意味着正常呼吸的悬置。从瑜伽的角度看，就意味着白天和黑夜的缺失。没有白天和黑夜，就相当于时间的停止。这一切的发生，皆因生命气进入中脉。因此，这就被说成是“中脉吞噬了时间”。

第18节

द्वासप्ततिसहस्त्राणि नाडीद्वाराणि पञ्जरे ।
सुषुम्ना शाम्भवी शक्तिः शेषास्त्वेव निरर्थकाः ।।१८।।

dvāsaptatisahasrāṇi nāḍīdvārāṇi pañjare/
suṣumnā śāmbhavīśaktiḥ śeṣāstveva nirarthakāḥ//18//

身体中一共有 72000 条生命气通道（即经脉），其中只有中脉，即至尊希瓦能量，是唯一重要的。其余的一切都不重要。

众多的瑜伽文本都认为身体中有 72000 条经脉，这些经脉实际上都是生命气的通道。在这 72000 条经脉中，《瓦希斯塔本集》列出了 14 条重要经脉的名称，而有些文本认为只有 10 条经脉是重要的（参见《高拉夏夏塔卡姆》）。然而，所有文本都一致认为有三条重要的经脉，即左脉、右脉和中脉。在这三条经脉中，被认为最为重要的经脉则是中脉。《哈达瑜伽之光》没有详细讨论或者列举经脉，但它认为中脉是最为重要的，并把它等同于至尊希瓦能量。

第 19 节

वायुः परिचितो यत्नादग्निना सह कुण्डलीम् ।
बोधयित्वा सुषुम्नायां प्रविशेदनिरोधतः ।।१९।।

vāyuḥ paricito yatnādagninā saha kuṇḍalīṃ/
bodhayitvā suṣumnāyāṃ praviśedanirodhataḥ//19//

努力训练使生命气连同胃火一起进入中脉，之后毫无阻碍地唤醒昆达里尼。

第 20 节

सुषुम्नावाहिनि प्राणे सिद्ध्यत्येव मनोन्मनी ।
अन्यथात्वितराभ्यासाः प्रयासायैव योगिनाम् ।।२०।।

suṣumnāvāhini prāṇe siddhyatyeva manonmanī/
anyathā tvitarābhyāsāḥ prayāsāyaiva yogināṃ//20//

由于生命气进入中脉，毫无疑问会达至末那摩尼即

三摩地状态。否则，对于瑜伽士来讲，其他练习都不过是无效的努力。

由于与收束法一起练习住气，与火（agni）相联系的下行气和生命气获得了热量。因为受热的生命气带来的压力，昆达里尼被唤醒，并离开中脉的入口门，因此生命气得以进入中脉。一旦生命气进入中脉，毫无疑问，就会导向末那摩尼即三摩地状态。

第 21 节

पवनो बध्यते येन मनस्तेनैव बध्यते ।
मनश्च बध्यते येन पवनस्तेन बध्यते ।।२१।।
pavano badhyate yena manastenaiva badhyate/
manaśca badhyate yena pavanastena badhyate//21//

只有控制住气息的人才能控制住心意；也只有控制住心意的人才能控制住气息。

《哈达瑜伽之光》一直在反复述说心意与呼吸是相互依赖的。本书第二章第 2 节“呼吸不稳，则心意不稳……”，第一次陈述了心意和呼吸之间的相互关系。斯瓦特玛拉摩在此再一次说明，无论是谁，控制住呼吸，就控制了心意，反之亦然。在这里，将适当地提醒读者注意：在帕坦伽利的那里，瑜伽是以控制心意为开端的，而哈达瑜伽则以控制呼吸为起始。但无论怎样，这两者都是以控制心意为目的。

第 22 节

हेतुद्वयं तु चित्तस्य वासना च समीरणः ।
तयोर्विनष्ट एकस्मिंस्तौ द्वावपि विनश्यतः ।।२२।।
hetudvayaṃ tu cittasya vāsanā ca samīraṇaḥ/
tayorvinaṣṭa ekasmiṃstau dvāvapi vinaśyataḥ//22//

在心意的功能活动背后有两个原因：一是习性，一是气息。消除了其中的一个，则同时消除了这二者。

第 23 节

मनो यत्र विलीयेत पवनस्तत्र लीयते।
पवनो लीयते यत्र मनस्तत्र विलीयते ।।२३।।
mano yatra vilīyeat pavanastatra līyate/
pavano līyate yatra manastatra vilīyate//23//

心意在哪里消融，气息就在哪里消失；气息在哪里消失，心意也就在哪里消融。

第 24 节

दुग्धाम्बुवत् सम्मिलितावुभौ तौ तुल्यक्रियौ मानसमारुतौ हि।
यतो मरुत्तत्र मनःप्रवृत्तिर्यतो मनस्तत्र मरुत्प्रवृत्तिः ।।२४।।

dugdhāmbuvat saṃmilitāvubhau tau/
tulyakriyau mānasamārutau hi/
yato maruttatra manaḥpravṛttir
yatomanastatra marutpravṛttiḥ//24//

心意和气息的结合肯定就像牛奶和水的混合。哪里有气息活动，哪里就有心意活动；哪里有心意活动，哪里就有气息活动。

第 25 节

तत्रैकनाशादपरस्य नाशः
एकप्रवृत्तेरपरप्रवृत्तिः
अध्वस्तयोश्चेन्द्रियवर्गवृत्तिः
प्रध्वस्तयोर्मोक्षपदस्य सिद्धिः ।।२५।।
tatraikanāśādaparasya nāśaḥ
ekapravṛtteraparapravṛttiḥ
adhvastayośendriyavargavṛttiḥ
pradhvastayormokṣapadasya siddhiḥ//25//

摧毁了一个，也就摧毁了另一个。在两者被摧毁之前，感官活动依然活跃。但在它们被摧毁之后，就达到解脱状态。

心意亢奋活动的背后有两个原因，它们是习性和呼吸。我们应该设法移除和摧毁习性或摧毁（控制）呼吸。摧毁了其中的一个，就摧毁了另一个。摧毁了习性和气息就意味着摧毁了心意。

心意和呼吸的结合就好像牛奶和水的结合。呼吸的运行意味着心意的运行，心意的活动也意味着呼吸的活动。因此，摧毁其中任何一个，就会导致这两者的摧毁。

第 26 节

रसस्य मनसश्चैव चञ्चलत्वं स्वभावतः ।
रसो बद्धो मनो बद्धं किंन सिद्ध्यति भूतले ।।२६।।
rasasya manasaścaiva cañcalatvaṃ svabhāvataḥ/
raso baddho mano baddhaṃ kiṃ na siddhyati bhūtale//26

水银和心意，本质上都是不稳定的。水银稳定了，或者心意受控了，那么，这世上就没有什么不能获得了。

第 27 节

मूर्च्छितो हरते व्याधीन् मृतो जीवयति स्वयम् ।
बद्धः खेचरतां धत्ते रसो वायुश्च पार्वति ।।२७।।
mūrcchito harate vyādhīn mṛto jīvayati svayam/
baddhaḥ khecaratāṃ dhatte raso vāyuśca pārvati//27//

噢，帕瓦蒂！呼吸/水银稳定了，就能消除疾病；呼吸悬置了/水银被烧成灰了，就能获得生命或长寿；呼吸束缚了/水银固化了，就能获得在空中飞行的能力。

心意和水银这两者在本质上都是不稳定的易变的。如果水银稳定了，那么许多世俗的成就都会达成；如果心意稳定了，那么就会获得灵性的成就。在下表的帮助下，我们能够理解硫化汞与住气之间的关系。

呼吸/住气	硫化汞	一般功效
稳定	稳定	消除疾病
完全悬置	被烧成灰	长寿
被束缚	被固化	在空中飞行

第 28 节

मनः स्थैर्ये स्थिरो वायुस्ततो बिन्दुः स्थिरो भवेत् ।
बिन्दुस्थैर्यात् सदा सत्त्वं पिण्डस्थैर्यं प्रजायते।।२८।।

manaḥsthairye sthiro vāyustato binduḥ sthiro bhaved/
bindusthairyāt sadā sattvaṃ piṇḍasthairyaṃ prajāyate//28//

心意稳定，气息（呼吸）也会不动，然后精液也会稳固。精液稳固，身体也就获得持久力和稳定性。

这里解释了心意、呼吸和精液之间的关系。身体的稳定性意指长寿。

第 29 节

इन्द्रियाणां मनो नाथो मनोनाथस्तु मारुतः ।
मारुतस्य लयो नाथः स लयो नादमाश्रितः ।।२९।।

indriyāṇāṃ mano nātho manonāthastu mārutaḥ/
mārutasya layo nāthaḥ sa layo nādamāśritaḥ//29//

心意是感官之主，呼吸是心意之主，拉亚（消融）是呼吸之主，而拉亚依赖于那达（内在秘音）。

感官—心意—生命气（呼吸）—拉亚（消融）—那达（内在秘音）。

感官活动，是因为心意活动着；心意活动，是因为呼吸活动着。呼吸悬置了，感官活动就终止了。但是，心意的消融（拉亚）依赖那达。心意在那达中消融，就意味着呼吸的终止。呼吸终止，意味着心意层面活动的终止。反过来，心意活动着，感官就活动着。

第 30 节

सोऽयमेवास्तु मोक्षाख्यो मास्तु वापि मतान्तरे ।
मनःप्राणलये कश्चिदानन्दः सम्प्रवर्तते ।।३०।।

so'yamevāstu mokṣākhyo māstu vāpi matāntare/
manaḥprāṇalaye kaścidānandaḥ saṃpravartate//30//

这可以被称为解脱，或者，按照另一种主张，也许

这不是解脱。但是，由于心意和生命气的消融，会经验到某种极乐。

什么是解脱，这的确是一个引起争论的问题。解脱是一个古老的概念，在印度的经典和哲学中充满了对这一概念的解说。它也被认为是人类的终极目标。解脱被理解为由于不再轮回而彻底停止了痛苦。所以，不再轮回意味着没有痛苦而只有快乐。

斯瓦特玛拉摩在这一节中说，解脱之后的快乐也可能是一个引发争论的问题。但是，心意和呼吸消融了就能够立刻得到快乐，并且是一种不间断的快乐。

第31节

प्रनष्टश्वासनिःश्वासः प्रध्वस्तविषयग्रहः।
निश्चेष्टो निर्विकारश्च लयो जयति योगिनाम्॥३१॥

pranaṣṭa śvāsaniḥśvāsaḥ pradhvastaviṣayagrahaḥ/
niśceṣṭo nirvikāraśca layo jayati yogināṃ//31//

当吸气和呼气彻底悬置之时，感官对对象的接收被彻底摧毁（回摄），没有任何行动，没有任何依附，瑜伽士臻达拉亚（消融）之境。

第 32 节

उच्छिन्नसर्वसङ्कल्पो निःशेषाशेषचेष्टितः ।

स्वावगम्यो लयः कोऽपि जायते वागगोचरः ।।३२।।

ucchinnasarvasaṅkalpo niḥśeṣāśeṣa ceṣṭitaḥ/

svāvagamyo layaḥ ko'pi jāyate vāgagocaraḥ//32//

当所有欲望都被根除，当行动完全被引入到无余状态[①]，一种拉亚就会出现。对此，人们可以经验到，但难以用语言来描述。

第 33 节

यत्र दृष्टिर्लयस्तत्र भूतेन्द्रियसनातनी ।

सा शक्तिर्जीवभूतानां द्वे अलक्ष्ये लयं गते ।।३३।।

yatra dṛṣtirlayastatra bhūtendriyasanātanī/

sā śaktirjīvabhūtānāṃ dve alakṣye layaṃ gate//33//

凝视哪里，拉亚（消融）就应在哪里。存在于永恒的五大粗糙元素和感官之中的无明和生物的能量（知识），这二者都融入梵之中。

---

① 即行动完全终止的状态。——译者注

第34节

लयो लय इति प्राहुः कीदृशं लयलक्षणम् ।
अपुनर्वासनोत्थानाल्लयो विषयविस्मृतिः ।।३४।।
layo laya iti prāhuḥ kīdṛśaṃ layalakṣaṇaṃ/
apunarvāsanotthānāllayo viṣayavismṛtiḥ//34//

人们常说拉亚，拉亚，但拉亚的特征是什么？拉亚就是过去的经验不再出现，完全没有关于对象的记忆。

拉亚瑜伽是被称为摩诃瑜伽（Mahayoga）的四种瑜伽之一种，这四种瑜伽分别是曼陀罗瑜伽（Mantra Yoga）、哈达瑜伽（Hathayoga）、拉亚瑜伽（Laya yoga）和胜王瑜伽（Rajayoga）。

在《哈达瑜伽之光》中对拉亚作过不同的描述：

（1）呼吸和心意的消融就是拉亚。

（2）呼吸消融于中脉之中就是拉亚。

（3）心意消融在那达（内在秘音）中就是拉亚。

所有这些描述的都是其过程，但就其特征而言，它被定义为："拉亚就是过去的经验不再出现，完全没有关于对象的记忆。"

第 35 节

वेदशास्त्रपुराणानि सामान्यगणिका इव ।
एकैव शाम्भवी मुद्रा गुप्ता कुलवधूरिव ।।३५।।

vedaśāstrapurāṇāni sāmānyagaṇikā iva/
ekaiva śāmbhavī mudrā guptā kulavadhūriva//35//

吠陀经、经论和往世书就像普通女子（任何人都能够见到），而只有希瓦身印才是秘密，就如贵妇（不容易被看到）。

第 36 节

अन्तर्लक्ष्यं बहिर्दृष्टिर्निमेषोन्मेषवर्जिता ।
एषा सा शाम्भवी मुद्रा वेदशास्त्रेषु गोपिता ।।३६।।

antarlakṣyaṃ bahirdṛṣṭrnimeṣonmeṣavarjitā/
eṣā sā śāmbhavī mudrā vedaśāstreṣu gopitā//36//

凝视点在内，但好像一眨不眨地睁开眼睛凝视外面。这就是保存在吠陀经和经论中的希瓦身印。

从这一节到第 49 节，讨论了两种身印，即希瓦身印和逆舌身印。这两种身印主要是从冥想的角度来描述的。

在所有的身印中，希瓦身印一直被认为是最为重要的。我们发现，在被称为一点凝视法的练习与希瓦身印之间有着某些共同点。凝视法是一种净化程序，而希瓦身印则是一种被称为身印的高级瑜伽练习。但是这两种练习有个共同点，即都要保持双眼一眨不眨地睁开。它们之间的区别在于集中凝视的对象上。在一点凝视法中，凝视的对象在身体的外面。而在希瓦身印中，虽然眼睛是睁开的，但是练习者看不见任何外在的事物。

第 37 节

अन्तर्लक्ष्यविलीनचित्तपवनो योगी यदा वर्तते ।
दृष्ट्या निश्चलतारया बहिरधः पश्यन्नपश्यन्नपि ।
मुद्रेयं खलु शाम्भवी भवति सा लब्धा प्रसादाद् गुरोः
शून्याशून्यविलक्षणं स्फुरति तत्तत्त्वं परं शाम्भवम् ।।३७।।

antarlakṣyavilīnacittapavano yogī yadā vartate
dṛṣtyā niścalatārayā bahiradhaḥ paśyannapaśyannapi/
mudreyaṃ khalu śāmbhavī bhavati sā labdhā prasādādguroḥ
śūnyāśūnyavilakṣaṇaṃ sphurati tattattvaṃ paraṃ śāmbhavam//37//

瑜伽练习者要一直保持专注体内的一点，心意和气息也已经消融，双眼睁着，眼球不动，好像在向外和向下看，但却视而不见。毫无疑问，这就是由于古鲁的恩典而获得的希瓦身印。终极真理的本质在那里闪耀，它是不同的虚空也并非虚空。这就是希瓦身印。

第 38 节

श्रीशाम्भव्याश्च खेचर्या अवस्था धामभेदतः ।
भवेच्चित्तलयानन्दः शून्ये चित्सुखरूपिणि ।।३८।।

śrīśāmbhavyāśca khecaryā avasthā dhāmabhedataḥ/
bhaveccittalayānandaḥ śūnye citsukharūpiṇi//38//

希瓦身印和逆舌身印，区别在于身体的状态和专注点①。但这两者都带来极乐，因为心意消融在虚空中，这是喜悦存在的本质。

第 39 节

तारे ज्योतिषि संयोज्य किञ्चिदुन्नामयेद् भ्रुवौ ।
पूर्वयोगं मनो युञ्जन्नुन्मनीकारकः क्षणात् ।।३९।।

tāre jyotiṣi saṃyojya kiñcidunnāmayed bhruvau/
pūrvayogaṃ mano yuñjannunmanīkārakaḥ kṣaṇāt//39//

眼球朝向光，微微向上抬起眉头，按前述瑜伽技巧练习心意专注，（练习者）立刻达致温曼尼（三摩地）状态。

---

① 前者集中在心处，后者集中在眉心。——译者注

第40节

केचिदागमजालेन केचिन्निगमसङ्कुलैः ।
केचित्तर्केण मुह्यन्ति नैव जानन्ति तारकम् ।।४०।।
kecidāgamajālena kecinnigamasaṅkulaiḥ/
kecittarkeṇa muhyanti naiva jānanti tārakam//40//

有些人被圣传和密宗经典的陷阱所迷惑，有些人被吠陀中复杂的观点所迷惑，有些人被逻辑和辩证法所迷惑，他们不知道什么才能导致自由即解脱。

第41节

अर्धोन्मीलितलोचनः स्थिरमना नासाग्रदत्तेक्षणः
चन्द्रार्कावपि लीनतामुपनयन्निस्पन्दभावेन यः ।
ज्योतीरूपमशेषबीजमखिलं देदीप्यमानं परम्
तत्त्वं तत्पदमेति वस्तु परमं वाच्यं किमत्राधिकम् ।।४१।।
ardhonmīlitalocanaḥ sthiramanā nāsāgradattekṣaṇaḥ
candrārkāvapi līnatāmupanayannispandabhā vena yaḥ/
jyotīrūpamaśeṣabījamakhilaṃ dedīpyamānaṃ paraṃ
tattvaṃ tatpadameti vastu paramaṃ vācyaṃ kimatrādhikam//41//

眼睛半睁，心意稳定，凝视鼻尖，左右脉功能消融，保持静止不动，就会达致一种状态，那种状态具有光的形式，是宇宙万物的源泉，照亮一切，是终极真理。还用多说吗？

有四种不同的凝视法：

Purnima drsti—— 双眼完全睁开，凝视前方对象。这是凝视法（Trataka）中的凝视。这一凝视法可以适用于希瓦身印中，但凝视的对象不是外部对象，而是身体内部的一个点或位置。

Ardhonmilita drsti——眼睛半睁。在半睁的状态下，练习者只能向下看对象。因此，这也被称作‘Nasagra drsti’，即凝视鼻尖。

Ama drsti——眼睛一直闭着。这里再次指出凝视的对象是体内的对象。

Bhrumadhya drsti—— 凝视眉心。在这种凝视中，眼睛睁开，左眼球向右、右眼球向左，它们刚一会合就稍稍上抬，设法凝视眉心。

第 42 节

दिवा न पूजयेल्लिङ्गं रात्रौ चैव न पूजयेत्।
सर्वदा पूजयेल्लिङ्गं दिवारात्रिनिरोधतः ।।४२।

divā na pūjayelliṅgaṃ rātrau caiva na pūjayet/
sarvadā pūjayelliṅgaṃ divārātrinirodhataḥ//42//

不要在白天冥想阿特曼，也不要在夜晚冥想阿特曼。应该总是通过悬置白天和夜晚再冥想阿特曼。

Diva 和 Ratri 这两个词，并不表示字面上的白天和黑夜。它们意味着通过右鼻腔和左鼻腔的呼吸活动。在瑜伽著作中，右鼻腔和左鼻腔各自分别称为右脉和左脉，或者太阳和月亮。直到呼吸穿过这两侧鼻腔，否则就不应该冥想阿特曼。只有当呼吸悬置，没有了白天和黑夜，才应冥想阿特曼。

第 43—44 节

अथ खेचरी
सव्यदक्षिणनाडिस्थो मध्ये चरति मारुतः ।
तिष्ठते खेचरी मुद्रा तस्मिन् स्थाने न संशयः ।।४३।।
इडापिङ्गलयोर्मध्ये शून्यं चैवानिलं ग्रसेत्
तिष्ठते खेचरी मुद्रा तत्र सत्यं पुनः पुनः ।।४४।।

atha khecarī
savyadakṣiṇanāḍistho madhye carati mārutaḥ/
tiṣṭhate khecarī mudrā tasmin sthāne na saṃśayaḥ//43//
īḍāpiṅgalayormadhye śūnyaṃ caivānilaṃ graset/
tiṣṭhate khecarī mudrā tatra satyaṃ punaḥ punaḥ//44//

现在讲解逆舌身印。

在左脉和右脉中流动的生命气，开始在中脉中运行。毫无疑问，逆舌身印就驻留在那里了。

中脉吞下位于左右脉中间的生命气，逆舌身印就驻留在那里。这是一再确定的真理。

第 45 节

सूर्याचन्द्रमसोर्मध्ये निरालम्बान्तरे पुनः ।
संस्थिता व्योमचक्रे सा या मुद्रा नाम खेचरी ।।४५।।

sūryācandramasormadhye nirālambāntare punaḥ/
saṃsthitā vyomacakre yā sā mudrā nāma khecarī//45//

在虚空中，在左右脉中间，位于双眉中间的空轮，这就是逆舌身印。

第 46 节

सोमाद्यत्रोदिता धारा साक्षात् सा शिववल्लभा ।
पूरयेदतुलां दिव्यां सुषुम्नां पश्चिमे मुखे ।।४६।।

somādyatroditā dhārā sākṣāt sā śivavallabhā/
pūrayedatulāṃ divyāṃ suṣumnāṃ paścime mukhe//46//

从月（左脉）流出的甘露，的确为希瓦所珍视，它从口腔后面填满了无与伦比的神性中脉。

第 47 节

पुरस्ताच्चैव पूर्येत निश्चिता खेचरी भवेत् ।
अभ्यस्ता खेचरी मुद्राप्युन्मनी सम्प्रजायते ।।४७।।

purastāccaiva pūryeta niścitā khecarī bhavet/
abhyastā khecarī mudrāpyunmanī saṃprajāyate//47//

也可以从前面填满，于是，它肯定成就了逆舌身印。掌握了逆舌身印，使达致心意的温曼尼状态。

第48节

भ्रुवोर्मध्ये शिवस्थानं मनस्तत्र विलीयते ।
ज्ञातव्यं तत्पदं तुर्यं तत्र कालो न विद्यते ।।४८।।
bhruvormadhye śivasthānaṃ manastatra vilīyate/
jñātavyaṃ tatpadaṃ turyaṃ tatra kālo na vidyate//48//

双眉中间是希瓦的居所，心意消融在那里。这一（心意）状态应叫做图利亚（最后和最终状态），那里时间/死亡不再存在。

第49节

अभ्यसेत् खेचरीं तावद्यावत् स्याद्योगनिद्रितः ।
सम्प्राप्तयोगनिद्रस्य कालो नास्ति कदाचन।।४९।।
abhyaset khecarīṃ tāvadyāvat syādyoganidritaḥ/
saṃprāptayoganidrasya kālo nāsti kadācana//49//

应该练习逆舌身印直到获得瑜伽眠（三摩地）。达到瑜伽眠的人，时间/死亡不再存在。

第 50 节

निरालम्बं मनः कृत्वा न किञ्चिदपि चिन्तयेत् ।
स बाह्याभ्यन्तरे व्योम्नि घटवत्तिष्ठति ध्रुवम् ।।५०।।

nirālambaṃ manaḥ kṛtvā na kiñcidapi cintayet/
sa bāhyābhyantare vyomni ghaṭavattiṣṭhati dhruvam//50//

心意无依，不再思考任何事物，（他）一定像一个内外皆空的大水罐。

第 51 节

बाह्यवायुर्यथा लीनस्तथा मध्यो न संशयः ।
स्वस्थाने स्थिरतामेति पवनो मनसा सह ।।५१।।

bāhyavāyuryathā līnastathā madhyo na saṃśayaḥ/
svasthāne sthiratāmeti pavano manasā saha//51//

正如外在的气息（生命活动）得以消融一样，内在的气息也消融了。然后，毫无疑问，气息连同心意一起稳定在其自己的位置上。

第 52 节

एवमभ्यसमानस्य वायुमार्गे दिवानिशम् ।
अभ्यासाज्जीर्यते वायुर्मनस्तत्रैव लीयते ।।५२।।

evamabhyasamānasya vāyumārge divāniśam/
abhyāsājjīryate vāyurmanastatraiva līyate//52//

沿着生命气的路径，夜晚和白天不断地练习此身印，会导致生命气自动减少和心意自动消融。

第53节

अमृतैः प्लावयेद्देहमापादतलमस्तकम्।
सिद्ध्यत्येव महाकायो महाबलपराक्रमः ।।५३।।
amṛtaiḥ plāvayeddehamāpādatalamastakam/
siddhyatyeva mahākāyo mahābalaparākramaḥ//53//

从脚趾到头顶，甘露充满全身，毫无疑问，这样的人成就大身躯、大力气和大勇猛。

第四章再次描述了逆舌身印。在第三章中，我们已知道与逆舌身印有关的两个重要方面：

（1）舌头插进鼻咽腔。

（2）品尝和保护从位于鼻咽腔顶部的左脉流出的甘露，不让它被位于肚脐区的右脉吞掉。

这一章中描述的逆舌身印稍有不同。这一身印主要包括，把生命气导入位于左脉和右脉中间的空轮这一重要的位置上。空轮位于双眉的中间（即眉心）。在这里，描述了有关逆舌身印的三个重要方面：

（1）引导生命气进入虚空即中脉中，直到空轮处即双眉中间。

（2）用从左脉流出的甘露填满中脉。

（3）冥想眉心，那是希瓦的所在地，心意在那里消融。

这样就导致瑜伽眠，即控制住所有的精神波动，整个身体被甘露充满，使得身体强壮有力。

第 54 节

शक्तिमध्ये मनः कृत्वा शक्तिं मानसमध्यगाम् ।
मनसा मन आलोक्य धारयेत् परमं पदम् ।।५४।।

śaktimadhye manaḥ kṛtvā śaktiṃ mānasamadhyagām/
manasā mana ālokya dhārayet paramaṃ padam//54//

将心意置于昆达里尼中，将昆达里尼置于心意中，用心意观照心意，然后冥想这一终极状态。

第 55 节

खमध्ये कुरुचात्मानमात्ममध्ये च खं कुरु ।
सर्वं च खमयं कृत्वा न किञ्चिदपि चिन्तयेत् ।।५५।।

khamadhye kuru cātmānamātmamadhye ca khaṃ kuru/
sarvaṃ ca khamayaṃ kṛtvā na kiñcidapi cintayet//55//

把个体自我融入被称为梵的空中，把空也融入个体自我中，于是，一切都只是梵，意识也成为空。

“kha” 意指空或梵或至上自我。通过将个体自我融入至上自我、把至上自我融入个体自我，即思维到我即梵。但在，二者融合之后，甚至“我是梵”这一思想也消失了。

第 56 节

अन्तः शून्यो बहिः शून्यः शून्यः कुम्भ इवाम्बरे ।
अन्तः पूर्णो बहिः पूर्णः पूर्णः कुम्भ इवार्णवे।।५६।।

antaḥ śūnyo bahiḥ śūnyaḥ śūnyaḥ kumbha ivāmbare/
antaḥ pūrṇo bahiḥ pūrṇaḥ pūrṇaḥ kumbha ivārṇave//56//

内空，外空，就像悬在空中的空水罐；内满，外满，就像在海洋中充满水的水罐。

向内无思，向外无思，就像悬在空中的空水罐。内外皆被梵的概念充满，就像泡在海洋中充满水的水罐。

第 57 节

बाह्यचिन्ता न कर्तव्या तथैवान्तरचिन्तनम् ।
सर्वचिन्तां परित्यज्य न किञ्चिदपि चिन्तयेत्।।५७।।

bāhyacintā na kartavyā tathaivāntaracintanam/
sarvacintāṃ parityajya na kiñcidapi cintayet//57//

不要向外思维，同样也不要向内思维。放下所有的思维，不思维任何事物。

向外思维，意思是思考外部对象。向内思维，意思是渴望任何对象。放弃这两种思维，除了梵，不应该思考任何事物。

第 58 节

सङ्कल्पमात्रकलनैव जगत् समग्रम्
सङ्कल्पमात्रकलनैव मनोविलासः ।
सङ्कल्पमात्रमतिमुत्सृज निर्विकल्प
माश्रित्य निश्चयमवाप्नुहि राम शान्तिम् ।।५८।।

saṅkalpamātrakalanaiva jagat samagram/
saṅkalpamātra kalanaiva manovilāsaḥ/
saṅkalpamātramatimutsṛja nirvikalpa
māśritya niścayamavāpnuhi rāma śāntim//58//

整个世界是心意的功能即欲望的创造物，想象也是心意的功能即欲望的创造物。超越作为心意的功能的这种欲望，诉诸无欲。哦！罗摩！你肯定会获得平静。

整个世界不过是精神的创造物或者想象，以希望的形式呈现出来的各种不同的快乐也是精神的创造物。因此，无论是外部世界或是我们内在创造的世俗快乐，都不是真的。所以，二者都应弃绝。

人们应该从我是行为者、我是享受者这样的观念以及所有这样的感觉中脱离出来。

第 59 节

कर्पूरमनले यद्वत् सैन्धवं सलिले यथा ।
तथा सन्धीयमानं च मनस्तत्त्वे विलीयते ।।५९।।

karpūramanale yadvat saindhavaṃ salile yathā/
tathā sandhīyamānaṃ ca manastattve vilīyate//59//

正如火中的樟脑、水里的盐，同样，完全受控的心意消融在梵中。

第 60 节

ज्ञेयं सर्वं प्रतीतं च ज्ञानं च मन उच्यते ।
ज्ञानं ज्ञेयं समं नष्टं नान्यः पन्था द्वितीयकः ।।६०।।

jñeyaṃ sarvaṃ pratītaṃ ca jñānaṃ ca mana ucyate/
jñānaṃ jñeyaṃ samaṃ naṣṭaṃ nānyaḥ panthā dvitīyakaḥ//60//

据说，所有可知的、已知的和知识都是心意。摧毁了知识和可知的这两者，就再无任何第二条路，也再无二元性，即只有唯一者梵。

第 61 节

मनोदृश्यमिदं सर्वं यत् किञ्चित् सचराचरम् ।
मनसो ह्युन्मनीभावाद् द्वैतं नैवोपलभ्यते ।।६१।।

manodṛśyamidaṃ sarvaṃ yat kiñcit sacarācaram/
manaso hyunmanībhāvād dvaitaṃ naivopalabhyate//61//

无论是可动的或不动的对象，都仅仅是精神上可看见的。但是因为温曼尼，根本就不会经验到二元性。

第 62 节

ज्ञेयवस्तुपरित्यागाद्विलयं याति मानसम् ।
मनसो विलये जाते कैवल्यमवशिष्यते।।६२।।
jñeyavastuparityāgādvilayaṃ yāti mānasam/
manaso vilaye jāte kaivalyamavaśiṣyate//62//

通过弃绝所有可知的对象，心意消融。心意消融，剩下的就是解脱。

第 63 节

एवं नानाविधोपायाः सम्यक् स्वानुभवान्विताः ।
समाधिमार्गाः कथिताः पूर्वाचार्यैर्महात्मभिः।।६३।।
evaṃ nānāvidhopāyāḥ samyak svānubhavānvitāḥ/
samādhimārgāḥ kathitāḥ pūrvācāryairmahātmabhiḥ//63//

这样，大灵魂和古代的阿查亚们基于他们自身正确的经验，公开了达致三摩地的各种方法。

第 64 节

सुषुम्नायै कुण्डलिन्यै सुधायै चन्द्रजन्मने ।
मनोन्मन्यै नमस्तुभ्यं महाशक्त्यै चिदात्मने ।।६४।।

suṣumnāyai kuṇḍalinyai sudhāyai candrajanmane/
manonmanyai namastubhyaṃ mahāśaktyai cidātmane//64//

向中脉、昆达里尼、月露、末那摩尼致敬，向大萨克提即绝对意识致敬！

第 65 节

अथ नादानुसन्धानम्
अशक्यतत्त्वबोधानां मूढानामपि सम्मतम् ।
प्रोक्तं गोरक्षनाथेन नादोपासनमुच्यते ।।६५।।

atha nādānusandhānaṃ
aśakya tattvabodhānāṃ mūḍhānāmapi saṃmatam/
proktaṃ gorakṣanāthena nādopāsanamucyate//65//

现在描述秘音（内在声音）练习，它是由高罗克萨尊者（牧牛尊者）讲述的。他认为，对那些无知者、对那些不能获得关于实在的知识的人，它是适宜的。

崇拜秘音或者谛听秘音，是心意从所有世俗对象中脱离出来的最好方法。

谛听秘音，被《哈达瑜伽之光》认为是哈达瑜伽的第四支。但是，我们发现，并非哈达瑜伽的所有著作者们都一致认为它是哈达瑜伽的一支。然而，尽管哈达瑜伽的著作者们可能不认为谛听秘音是哈达瑜伽的一支，但是他们的确都承认它的重要性。

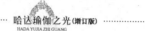

《格兰达本集》不承认谛听秘音是瑜伽的一支，但

是它在黑蜂住气法中（第五章）谈到了秘音，并在第七章肯定，秘音是达致三摩地的重要方法之一。

《格兰达本集》中的黑蜂住气法描述的各种不同的秘音，类似于《哈达瑜伽之光》中描述的各种秘音。

斯瓦特玛拉摩认为，谛听秘音是达致拉亚即三摩地最强有力的方法。

第 66 节

श्री आदिनाथेन सपादकोटिलयप्रकाराः कथिता जयन्ति ।
नादानुसन्धानमेकमेव मन्यामहे मुख्यतमं लयानाम् ।।६६।।

śrī ādināthena sapādakoṭilayaprakārāḥ kathitā jayanti/
nādānusandhānakamekameva manyāmahe mukhyatamaṃ layānām//66//

室利·阿迪纳塔描述过 1250 万种不同的拉亚（深定）方法，而且它们一直十分流行。但是，我们认为，其中只有谛听秘音才是最好的。

第 67 节

मुक्तासने स्थितो योगी मुद्रां सन्धाय शाम्भवीम् ।
शृणुयाद्दक्षिणे कर्णे नादमन्तस्थमेकधीः ।।६७।।

muktāsane sthito yogī mudrāṃ sandhāya śāmbhavīṃ/
śṛṇuyāddakṣiṇe karṇe nādamantasthamekadhīḥ//67//

采用解脱坐（完美坐）稳坐着，做希瓦身印，然

后，专注心意，用右耳谛听秘音。

第 68 节

श्रवणपुटनयनयुगलघ्राणमुखानां निरोधनं कार्यम् ।
शुद्धसुषुम्नासरणौ स्फुटममलः श्रूयते नादः ।।६८।।

śravaṇapuṭanayanayugalaghrāṇamukhānāṃ nirodhanaṃ kāryaṃ/
śuddhasuṣumnāsaraṇau sphuṭamamalaḥ śrūyate nādaḥ//68//

关闭双耳、双眼、双鼻腔和口腔，然后就会在洁净的中脉通道中听到清晰、独特的秘音。

第 67—68 节描述的谛听秘音的技巧：

（1）以解脱坐（完美坐）坐着，做希瓦身印，然后设法通过右耳聆听从内部传出的声音。

（2）婆罗门南达把《哈达瑜伽之光》（IV/67）中描述的技巧称为六头战神式身印（Sanmukhi mudra）。这一身印包括：用拇指关闭双耳，食指蒙上双眼，中指压住双侧鼻腔，无名指和小拇指压住嘴巴。在关闭鼻腔之前呼气。在住气阶段，谛听中脉中产生的声音。

（3）斯瓦特玛拉摩在本章第 82 节中说明了谛听的第三个技巧。他简单地建议我们，关闭耳朵，之后，无论听到从内部产生的什么声音，心意都应该要保持稳定。

第 69 节

आरम्भश्च घटश्चैव तथा परिचयोऽपि च ।

निष्पत्तिः सर्वयोगेषु स्यादवस्थाचतुष्टयम् ।।६९ ।।

ārambhaśca ghaṭaścaiva tathā paricayo' pi ca/

niṣpattiḥ sarvayogeṣu syādavasthācatuṣṭayam//69//

所有瑜伽都有四种状态：最初状态（arambha）、专注状态（ghata）、受控状态（paricaya）和最终状态（nispatti）。

第 70 节

अथारम्भावस्था

ब्रह्मग्रन्थेर्भवेद्भेदादानन्दः शून्यसम्भवः ।

विचित्रः क्वणको देहेऽनाहतः श्रूयते ध्वनिः ।।७० ।।

athārambhāvasthā

brahmagrantherbhavedbhedādānandaḥ śūnyasaṃbhavaḥ/

vicitraḥ kvaṇako dehe' nāhataḥ śrūyate dhvaniḥ//70//

现在讲解最初状态。

刺穿坐落在心轮区的梵结（brahmagranthi），就会经验到一种喜悦，听到位于心轮处的中脉内发出的类似叮当的秘音。

Sunya 是中脉的名称，但婆罗门南达描述了斯瓦特玛拉摩所使用的三个技术性术语：

Sunya-anahat＝brahmagranthi（梵结），即 Heart（心轮）

Atisunya-visuddha＝visnugranthi（毗湿奴结），即 Throat（喉轮）

Mahasunya-ajna＝Rudragranthi（楼陀罗结），即 Mid eyebrowforehead（眉心轮）

第 71 节

दिव्यदेहश्च तेजस्वी दिव्यगन्धस्त्वरोगवान् ।
सम्पूर्णहृदयः शून्य आरम्भे योगवान् भवेत् ।।७१।।
divyadehaśca tejasvī divyagandhastvarogavān/
sampūrṇahṛdayaḥ śūnya ārambhe yogavān bhavet//71//

达致瑜伽最初状态，瑜伽练习者就获得了非凡的身体，心意敏锐，散发出神性的气味，没有疾病，心灵完满，就好像（对世界对象）没有意识一样。

第 72 节

अथ घटावस्था
द्वितीयायां घटी कृत्य वायुर्भवति मध्यगः ।
दृढासनो भवेद्योगी ज्ञानी देवसमस्तथा ।।७२।।
atha ghaṭāvasthā
dvitīyāyāṃ ghaṭīkṛtya vāyurbhavati madhyagaḥ/
dṛḍhāsano bhavedyogī jñānī devasamastathā//72//

现在讲解专注状态。

在第二种状态中，生命气得以集中，开始在中脉中运行。瑜伽士的体位稳固，获得知识，就像神一样。

第 73 节

विष्णुग्रन्थेस्ततो भेदात् परमानन्दसूचकः ।
अतिशून्ये विमर्दश्च भेरीशब्दस्तदा भवेत् ।।७३।।

viṣṇugranthestato bhedāt paramanandasūcakaḥ/
atiś ūnye vimardaśca bherīśabdastadā bhavet//73//

然后，由于刺穿了喉轮处的毗湿奴结（喉轮），至上喜悦的表征出现了，然后，就听见了像定音鼓一样的各种声音。

第 74 节

अथ परिचयावस्था
तृतीयायां तु वि ज्ञेयो विहायो मर्दलध्वनिः ।
महाशून्यं तदा याति सर्वसिद्धिसमाश्रयम् ।।७४।।

atha paricayāvasthā
tṛtīyāyāṃ tu vijñeyo vihāyo mardaladhvaniḥ/
mahāśūnyaṃ tadā yāti sarvasiddhisamāśrayam//74//

现在讲解受控状态。

在眉心轮听到玛答拉鼓声的时候，就是瑜伽的第三种状态。这时，生命气抵达了眉心轮，那里是所有成就的源泉。

第 75 节

चित्तानन्दं तदा जित्वा सहजानन्दसम्भवः ।
दोषदुःखजराव्याधिक्षुधानिद्राविवर्जितः ।।७५।।

cittānandaṃ tadā jitvā sahajānandasaṃbhavaḥ/
doṣaduḥkhajarāvyādhikṣudhānidrāvivarjitaḥ//75//

然后，瑜伽士征服了心意的快乐，获得自然的喜悦状态，消除了体液失衡、痛苦、衰老、疾病、饥饿和睡眠。

第 76 节

अथ निष्पत्त्यवस्था
रुद्रग्रन्थिं यदा भित्वा शर्वपीठगतोऽनिलः ।
निष्पत्तौ वैणवः शब्दः क्वणद्वीणाक्वणो भवेत् ।।७६।।

atha niṣpattyavasthā
rudragranthiṃ yadā bhitvā śarvapīṭhagato'nilaḥ/
niṣpattau vaiṇavaḥ śabdaḥ kvaṇadvīṇākvaṇo bhavet//76//

现在讲解最终状态。

当楼陀罗结（眉心轮）被刺穿时，生命气便到达希瓦的居所。然后，可以听见很像七弦琴弹出的悦耳乐声。

第 77 节

एकीभूतं तदा चित्तं राजयोगाभिधानकम् ।
सृष्टिसंहारकर्तासौ योगीश्वरसमो भवेत् ।।७७।।

ekībhūtaṃ tadā cittaṃ rājayogābhidhānakam/
sṛṣṭisaṃhārakartāsau yogīśvarasamo bhavet//77//

然后，完美地从心意中脱离出来，这就是被称为胜王瑜伽的状态。瑜伽士获得了像自在天（神）一样的创造和毁灭的能力。

第 78 节

अस्तु वा मास्तु वा मुक्तिरत्रैवाखण्डितं सुखम् ।
लयोद्भवमिदं सौख्यं राजयोगादवाप्यते ।।७८।।

astu vā māstu vā muktiratraivākhaṇḍitaṃ sukham/
layodbhavamidaṃ saukhyaṃ rājayogādavāpyate//78//

可能是解脱，也可能不是解脱，但在这里，（瑜伽士）本身会体验到一种不被打断的天堂之乐。这一喜乐状态来自拉亚（深定），通过胜王瑜伽获得。

第 79 节

राजयोगमजानन्तः केवलं हठकर्मिणः ।
एतानभ्यासिनो मन्ये प्रयासफलवर्जितान् ।।७९।।

rājayogamajānantaḥ kevalaṃ haṭhakarmiṇaḥ/
etānabhyāsino manye prayāsaphalavarjitān//79//

那些不懂胜王瑜伽的人只是哈达瑜伽的练习者，我认为，他们的努力和劳动不会产生什么结果。

第80节

उन्मन्यवाप्तये शीघ्रं भ्रूध्यानं मम सम्मतम् ।
राजयोगपदं प्राप्तुं सुखोपायोऽल्पचेतसाम् ।
सद्यः प्रत्ययसन्धायी जायते नादजो लयः ।।८०।।

unmanyavāpataye śīghraṃ bhrūdhyānaṃ mama saṃmatam
rājayogapadaṃ prāptuṃ sukhopāyo' lpacetasām/
sadyaḥ pratyayasandhāyī jāyate nādajo layaḥ//80//

在我看来，为了迅速达到温曼尼（三摩地）状态，建议冥想眉心。对那些没有多少瑜伽知识的人，这是获得胜王瑜伽最容易的方法。由秘音产生的拉亚会立刻提供喜悦的经验。

第81节

नादानुसन्धानसमाधिभाजाम्
योगीश्वराणां हृदि वर्धमानम् ।
आनन्दमेकं वचसामगम्यम्
जानाति तं श्रीगुरुनाथ एकः ।।८१।।

nādānusandhānasamādhibhājāṃ

yogīśvarāṇāṃ hṛdi vardhamānam/
ānandamekaṃ vacasāmagamyaṃ
jānāti taṃ śrīgurunātha ekaḥ//81//

谛听秘音会导致产生三摩地经验，这将在大瑜伽士心中产生一种难以言喻的特殊快乐。只有一个人即古鲁纳塔知晓这一点。

第 82 节

कर्णौ पिधाय हस्ताभ्यां यं शृणोति ध्वनिं मुनिः ।
तत्र चित्तं स्थिरीकुर्याद्यावत् स्थिरपदं व्रजेत् ।।८२।।
karṇau pidhāya hastābhyāṃ yaṃ śṛṇoti dhvaṇiṃ muniḥ/
tatra cittaṃ sthirī kuryādyāvat sthirapadaṃ vrajet//82//

双手捂住双耳，无论练习者听到什么声音，心意都应该保持稳定，直到达致完美的稳定状态。

第 83 节

अभ्यस्यमानो नादोऽयं बाह्यमावृणुते ध्वनिम् ।
पक्षाद्विक्षेपमखिलं जित्वा योगी सुखी भवेत् ।।८३।।
abhyasyamāno nādo'yaṃ bāhyamāvṛṇute dhvanim/
pakṣādvikṣepamakhilaṃ jitvā yogī sukhī bhaved//83//

按照此法练习谛听，所有外在的声音都被彻底地阻塞了。十五天内，瑜伽练习者将征服所有的干扰，成为一个快乐的人。

第 84 节

श्रूयते प्रथमाभ्यासे नादो नानाविधो महान् ।
ततोऽभ्यासे वर्धमाने श्रूयते सूक्ष्मसूक्ष्मकः ।।८४।।

śrūyate prathamābhyāse nādo nānāvidho mahān/
tato' bhyāse vardhamāne śrūyate sūkṣmasūkṣmakaḥ//84//

在练习的开始阶段，听到的是各种喧闹的声音。然后，随着练习的逐渐增加，开始听到越来越小的声音。

第 85－86 节

आदौ जलधिजीमूतभेरीझर्झरसम्भवाः ।
मध्ये मर्दलशङ्खोत्था घण्टाकाहलजास्तथा ।।८५।।
अन्ते तु किङ्किणीवंशवीणाभ्रमरनिःस्वनाः ।
इति नानाविधा नादाः श्रूयन्ते देहमध्यगाः ।।८६।।

ādau jaladhijīmūtabherījharjharasambhavāḥ/
madhye mardalaśaṅkhotthā ghaṇṭākāhalajāstathā//85//
ante tu kiṅkiṇīvaṃśavīṇābhramaraniḥsvanāḥ/
iti nānāvidhā nādāḥ śrūyante dehamadhyagāḥ//86//

在开始阶段，听到的是大海声、雷声、定音鼓声、加加鼓声；在中间阶段，听到的是玛答拉鼓声、海螺声、钟声和号角声；在最后阶段，听到的是叮当铃声、长笛声、七弦琴声、蜜蜂声等等。这样，就听到了源自体内的各种被唤醒的内在的声音。

第 87 节

महति श्रूयमाणेऽपि मेघभेर्यादिके ध्वनौ ।
तत्र सूक्ष्मात् सूक्ष्मतरं नादमेव परामृशेत् ।।८७।।

mahati śrūyamāṇe' pi meghabheryādike dhvanau/
tatra sūkṣmāt sūkṣmataraṃ nādameva parāmṛśet//87//

即便听到了诸如雷声、定音鼓声等响亮的声音，也只应专注于小而又小的声音。

第 88 节

घनमुत्सृज्य वा सूक्ष्मे सूक्ष्ममुत्सृज्य वा घने ।
रममाणमपि क्षिप्तं मनो नान्यत्र चालयेत् ।।८८।।

ghanamutsṛjya vā sūkṣme sūkṣmamutsṛjya vā ghane/
ramamāṇamapi kṣiptaṃ mano nānyatra cālayet//88//

即使波动不已的心意专注于从高到低、从低到高的声音，但除了谛听内在声音，不要让心意移至别处。

第 89 节

यत्र कुत्रापि वा नादे लगति प्रथमं मनः ।
तत्रैव सुस्थिरीभूय तेन सार्धं विलीयते ।।८९।।

yatra kutrāpi va nāde lagati prathamaṃ manaḥ/
tatraiva susthirībhūya tena sārdhaṃ vilīyate//89//

无论心意最初依附在什么样的内在声音上，只应使它正确地稳定下来。然后，使它同秘音消融在一起。

第 90 节

मकरन्दं पिबन् भृङ्गो गन्धं नापेक्षते यथा ।
नादासक्तं तथा चित्तं विषयान्न हि काङ्क्षते ।।९०।।
makarandaṃ piban bhṛṇgo gandhaṃ nāpekṣate yathā/
nādāsaktaṃ tathā cittaṃ viṣayānna hi kāṅkṣate//90//

正如吸饮花蜜的蜜蜂并不会关注花香一样，融入秘音中的心意不会渴望其他对象。

第 91 节

मनोमत्तगजेन्द्रस्य विषयोद्यानचारिणः ।
नियन्त्रणे समर्थोऽयं निनादनिशिताङ्कुशः ।।९१।।
manomatta gajendrasya viṣayodyānacāriṇaḥ/
niyantraṇe samartho'yaṃ ninādaniśitāṅkuśaḥ//91//

被唤醒的内在声音如同一根尖针，它控制心意离开感官对象，这就像用刺棒控制花园里发情的大象。

第 92 节

बद्धं तु नादबन्धेन मनः संत्यक्तचापलम् ।
प्रयाति सुतरां स्थैर्यं छिन्नपक्षः खगो यथा ।।९२।।

baddhaṃ tu nādabandhena manaḥ santyaktacāpalam/
prayāti sutarāṃ sthairyaṃ chinnapakṣaḥ khago yathā//92//

由于受制于秘音，心意不再浮躁，迅速安稳下来，就如同剪去翅膀的鸟儿一样安静。

第 93 节

सर्वचिन्तां परित्यज्य सावधानेन चेतसा ।
नाद एवानुसन्धेयो योगसाम्राज्यमिच्छता ।।९३।।

sarvacintāṃ parityajya sāvadhānena cetasā/
nāda evānusandheyo yogasāmrājyamicchatā//93//

渴望瑜伽王国的人，应该放弃所有的思想，只用专注的心意去聆听秘音。

第 94 节

नादोन्तरङ्गसारङ्गबन्धने वागुरायते ।
अन्तरङ्गकुरङ्गस्य वधे व्याधायतेऽपि च ।।९४।।

nādontaraṅgasāraṅgabandhane vāgurāyate/
antaraṅgakuraṅgasya vadhe vyādhāyate' pi ca//94//

秘音就像捆绑住内在的鹿即心意的圈套，就像猎获这内在的鹿的猎人。

第 95 节

अन्तरङ्गस्य यमिनो वाजिनः परिघायते ।
नादोपास्तिरतो नित्यमवधार्या हि योगिना ।।९५।।
antaraṅgasya yamino vājinaḥ parighāyate/
nādopāstirato nityamavadhāryā hi yoginā//95//

秘音对于瑜伽士，其作用就好像是用来拴住马儿的马笼套。因此，瑜伽士应该正规地练习谛听秘音。

第 96 节

बद्धं विमुक्तचाञ्चल्यं नादगन्धकजारणात् ।
मनः पारदमाप्नोति निरालम्बाख्य खेऽटनम् ।।९६।।
baddhaṃ vimuktacāñcalyaṃ nādagandhakajāraṇāt/
manaḥ pāradamāpnoti nirālambākhya khe'ṭanam//96//

就像水银经硫黄煅烧变得稳定一样，因为秘音，心意得以束缚，并获得在至上的空中运行的能力。

请参见本章第 27 节。

第 97 节

नादश्रवणतः क्षिप्रमन्तरङ्गभुजङ्गमः ।
विस्मृत्य सर्वमेकाग्रः कुत्रचिन्न हि धावति ।।९७।।

nādaśravaṇataḥ kṣipramantaraṅgabhujaṅgamaḥ/
vismṛtya sarvamekāgraḥ kutracinna hi dhāvati//97//

通过谛听秘音，内在的蛇即心意立刻忘记了一切，心注一处，不再到处乱跑。

在第 91—97 节中，斯瓦特玛拉摩描述和澄清了制感（Pratyahara）、专注（Dharana）、禅那（冥想，Dhyana）和三摩地（Samadhi）的概念。

Visaya，指世界的对象。所有对象都是不同感官的对象。世界上所有的对象之于感官，就好像花园中的对象之于大象一样。漫步在花园中的大象，既自由又有力量，类似地，感官是如此强烈地趋向于它们的对象而难以控制。但是，在走向三摩地的道路中，有必要控制感官。秘音，在这里的作用就像刺棒，它控制着像大象一样的感官。

第 92 节设法解释专注（Dharana）。帕坦伽利把专注定义为"把心意集中在身体的灵性意识中枢内，或体内、体外的某种神圣形式上"（《瑜伽经》III/1）。把心意限制在一个区域运动，这就是专注的特征。这刚好是心意从一地运动到另一地的中止。这里，被秘音束缚的心意等同于翅膀被剪掉的鸟儿。没有翅膀的鸟儿只能停留在一个地方。同样，与秘音关联的心意被控制在一个地方而无法移动了。

在第 93 节中，斯瓦特玛拉摩解释了禅那（冥想，

Dhyana)状态。帕坦伽利把禅那(Dhyana)定义为“对同一个对象不间断的连续经验”(《瑜伽经》II/2)。在这里，斯瓦特玛拉摩说，除了秘音，心意中不应该思想任何其他的对象。如果练习者渴望到达瑜伽王国，就应该专注地谛听秘音。

这最终引向了三摩地。在三摩地中，是主体和客体的合一(《瑜伽经》III / 3)。在这里，是心意消融在秘音中并失去了其自身(《哈达瑜伽之光》IV/98)，且这就是所能达至的至上居所。这至上之居所甚至没有声音(《哈达瑜伽之光》IV /101)。无论那里还剩下什么，也不过是萨克提，即至上之主的力量。

第98节

काष्ठे प्रवर्तितो वह्निः काष्ठेन सह शाम्यति ।
नादे प्रवर्तितं चित्तं नादेन सह लीयते ।।९८।।

kāṣṭhe pravartito vahniḥ kāṣṭhena saha śāmyati/
nāde pravartitaṃ cittaṃ nādena saha līyate//98//

正如火烧木头，木头尽了，火就熄了；同样，被秘音控制的心意随着秘音的消融而消融了。

第 99 节

घण्टादिनादसक्तस्तब्धान्तःकरणहरिणस्य ।
प्रहरणमपि सुकरं शरसन्धानप्रवीणश्चेत् ।।९९।।

ghaṇṭādinādasaktastabdhāntaḥkaraṇahariṇasya/
praharaṇamapi sukaraṃ śarasandhānapravīṇaścet//99//

就像鹿（听到铃声就会停下来）一样，受到铃声等声音的吸引，内部器官心意也会静止不动。如果瑜伽士是专业弓箭手，那么猎获鹿（以及心意）就很容易了。

第 100 节

अनाहतस्य शब्दस्य ध्वनिर्य उपलभ्यते ।
ध्वनेरन्तर्गतं ज्ञेयं ज्ञेयस्यान्तर्गतं मनः ।
मनस्तत्र लयं याति तद्विष्णोः परमं पदम् ।। १००।।

anāhatasya śabdasya dhvanirya upalabhyate/
dhvanerantargataṃ jñeyaṃ jñesyāntargataṃ manaḥ/
manastatra layaṃ yāti tadviṣṇoḥ paramaṃ padam//100//

无论谛听到的秘音是什么，那声音里居住着可知者，那可知者里居住着心意，而心意在那里消融，那里是毗湿奴的至上居所。

第 101 节

तावदाकाशसङ्कल्पो यावच्छब्दः प्रवर्तते ।
निःशब्दं तत् परं ब्रह्म परमात्मेति गीयते ।।१०१।।

tāvadākāśasaṅkalpo yāvacchabdaḥ pravartate/
niḥśabdaṃ tat paraṃ brahma paramātmeti gīyate//101//

只要听到声音，那么空的观念仍然存在。至上之梵是无声的，他被赞誉为至上灵魂。

第 102 节

यत् किञ्चिन्नादरूपेण श्रूयते शक्तिरेव सा ।
यस्तत्त्वान्तो निराकारः स एव परमेश्वरः ।।१०२।।

yat kiñcinnādarūpeṇa śrūyate śaktireva sā/
yastatvānto nirākāraḥ sa eva parameśvaraḥ//102//

无论谛听到的声音是什么形式，都不过是（萨克提的）力量。终极真理的唯一本质是无形的至上神。

第 103 节

सर्वे हठलयोपाया राजयोगस्य सिद्धये ।
राजयोगसमारूढः पुरुषः कालवञ्चकः ।।१०३।।

sarve haṭhalayopāyā rājayogasya siddhaye/
rājayogasamārūḍhaḥ puruṣaḥ kālavañcakaḥ//103//

哈达瑜伽以及拉亚的所有练习都是为了成就胜王瑜伽。获得胜王瑜伽的瑜伽士有能力征服死亡（欺骗时间）。

诸如体位法、住气法、净化法、身印甚至谛听秘音等所有的方法，都是为了成就胜王瑜伽。不懂得哈达瑜伽真实本质的人，把哈达瑜伽称为“身体瑜伽”，并认为哈达瑜伽只是为了身体。实际上，身体瑜伽的意思应该是“通过身体的瑜伽”。

第104节

तत्त्वं बीजं हठः क्षेत्रमौदासीन्यं जलं त्रिभिः ।
उन्मनी कल्पलतिका सद्य एव प्रवर्तते ।।१०४।।

tattvaṃ bījaṃ haṭhaḥ kṣetramaudāsīnyaṃ jalaṃ tribhiḥ/
unmanī kalpalatikā sadya eva pravartate//104//

塔瓦（真理）是种子，哈达瑜伽是田地，不执是水，借着这三者，温曼尼（三摩地）状态就像神圣的如意树一样立刻开始显露。

栽培任何东西，都需要三样东西：一是种子，二是播种的地方，三是水。这些是从土地里长出果实或者谷物来至少需要的三样东西。瑜伽练习的最高果实是达至温曼尼状态。要达至这一状态也需要三样东西——

(1) 这里的种子就是塔瓦(tattva),实际上就是心或者心意;

(2) 播种之地就是哈达瑜伽的练习;

(3) 对世界的对象不依附或者不执著,就好像水给予生物生长的力量。

具备了这三样东西,那么温曼尼状态(三摩地)就可能了。

第105节

सदा नादानुसन्धानात् क्षीयन्ते पापसञ्चयाः ।
निरञ्जने विलीयेते निश्चितं चित्तमारुतौ ।।१०५।।

sadā nādānusandhānāt kṣīyante pāpasañcayāḥ/
nirañjane vilīyete niścitam cittamārutau//105//

通过练习谛听秘音,消除了积累的所有罪业,心意和气息肯定会消融在梵中。

第106节

शङ्खदुन्दुभिनादं च न शृणोति कदाचन ।
काष्ठवज्जायते देह उन्मन्यावस्थया ध्रुवम् ।।१०६।।

saṅkhadundubhinādaṃ ca na śṛṇoti kadācana/
kāṣṭhavajjāyate deha unmanyāvasthayā dhruvam//106//

处在温曼尼状态的人,他的身体就像木头一样,他甚至听不到海螺声或者鼓声。

第 107 节

सर्वावस्थाविनिर्मुक्तः सर्वचिन्ताविवर्जितः ।

मृतवत्तिष्ठते योगी स मुक्तो नात्र संशयः ।।१०७।।

sarvāvasthāvinirmuktaḥ sarvacintāvivarjitaḥ/

mṛtavattiṣṭhate yogī sa mukto nātra saṃśayaḥ//107//

超越了所有的状态，摆脱了所有的思想，就好像死了一样，毫无疑问，瑜伽士解脱了。

第 108 节

खाद्यते न च कालेन बाध्यते न च कर्मणा ।

साध्यते न स केनापि योगी युक्तः समाधिना ।।१०८।।

khādyate na ca kālena bādhyate na ca karmaṇā/

sādhyate na sa kenāpi yogī yuktaḥ samādhinā//108//

当瑜伽士融入三摩地时，就不被死亡所吞噬，不被业律所束缚，不被任何人所征服。

第 109 节

न गन्धं न रसं रूपं न च स्पर्शं न निःस्वनम् ।

नात्मानं न परं वेत्ति योगी युक्तः समाधिना ।।१०९।।

na gandhaṃ na rasaṃ rūpaṃ na ca sparśaṃ na niḥsvanam/

nātmānaṃ na paraṃ vetti yogī yuktaḥ samādhinā//109//

融入三摩地中的瑜伽士，没有嗅觉，没有味觉，没有视觉，也没有触觉或听觉。他也不会区别自我和非我。

第110节

चित्तं न सुप्तं नो जाग्रत् स्मृतिविस्मृतिवर्जितम् ।
न चास्तमेति नोदेति यस्यासौ मुक्त एव सः ।।११०।।
cittaṃ na suptaṃ no jāgrat smṛtivismṛtivarjitam/
na cāstameti nodeti yasyāsau mukta eva saḥ//110//

他的心意既不是睡着的，也不是醒着的；既没有记忆，也没有忘记；既没有完全停止活动，也不会开始活动。这样的人只能是解脱者。

第111节

न विजानाति शीतोष्णं न दुःखं न सुखं तथा ।
न मानं नापमानं च योगी युक्तः समाधिना ।।१११।।
na vijānāti śītoṣṇaṃ na duḥkhaṃ na sukhaṃ tathā/
na mānaṃ nāpamānaṃ ca yogī yuktaḥ samādhinā//111//

进入三摩地的瑜伽士，既不知道热，也不知道冷；既不知道痛苦，也不知道快乐；他既不知道尊敬，也不知道无礼。

第 112 节

स्वस्थो जाग्रदवस्थायां सुप्तवद्योऽवतिष्ठते।
निःश्वासोच्छ्वासहीनश्च निश्चितं मुक्त एव सः।।११२।।

svastho jāgradavasthāyāṃ suptavadyo'vatiṣṭhate/
niḥśvāsocchvāsahīnaśca niścitaṃ mukta eva saḥ//112//

他沉静在自我中，在醒着状态中好像睡着了；他既没有吸气，也没有呼气，他的确只能是解脱了。

正像《哈达瑜伽之光》第四章第 104 节所说的，对于那些已经进入温曼尼状态的瑜伽士来说，声音也不存在了，这样的瑜伽士不关心任何种类的秘音，即他已超越了秘音。秘音，只有在还没有达至温曼尼状态时才是有关联的。一旦达成温曼尼，瑜伽士就不再受快乐或痛苦、热或冷、尊敬或者侮辱等的影响。在世俗语言中，没有感情的人就像死人一样，因此，斯瓦特玛拉摩带着微笑描述了这样的瑜伽士（“瑜伽士就像死人一样”《哈达瑜伽之光》IV/107）。从 106 节至 112 节，本书作者都在描述三摩地的特性。

第 113 节

अवध्यः सर्वशस्त्राणामशक्यः सर्वदेहिनाम् ।
अग्राह्यो मन्त्रयन्त्राणां योगी युक्तः समाधिना ।११३।।
avadhyaḥ sarvaśtrāṇāmaśakyaḥ sarvadehināṃ/
agrāhyo mantrayantrāṇāṃ yogī yuktaḥ samādhinā//113//

进入三摩地之中的瑜伽士，不被任何武器所杀死，不受任何物质存在的控制，不被曼陀罗和央陀罗所迷惑。

达至瑜伽成就并不是一件普通的事。在通向三摩地的道路上有很多障碍。婆罗门南达说，懒惰、坏伙伴、曼陀罗成就法、试图掌握炼金术，所有这些都是通向三摩地道路上的障碍。

本文宣称，善良的知识和持续地冥想梵，足以使人摆脱这些障碍。

第 114 节

यावन्नैव प्रविशति चरन् मारुतो मध्यमार्गे
यावद्बिन्दुर्न भवति दृढः प्राणवातप्रबन्धात् ।
यावद्ध्याने सहजसदृशं जायते नैव तत्त्वम्
तावज्ज्ञानं वदति तदिदं दम्भमिथ्याप्रलापः ।। ११४।।
yāvannaiva praviśati caran māruto madhyamārge/

yāvadbindurna bhavati dṛḍhaḥ prāṇavātaprabandhāt/
yāvaddhyāne sahajasadṛśaṃ jāyate naiva tattvaṃ/
tāvajjñānaṃ vadati tadidaṃ dambhamithyāpralāpaḥ//114//

只要运行/活动着的生命气没有进入中脉，只要精液没有通过控制呼吸而得以稳固，只要冥想时真理还没有呈现出自然之态，那么，所有宣称的知识就只是充满了私我的虚伪吹嘘。

只要沿着左脉和右脉流动的生命气还没有稳定在中脉中，就不能认为它们已经得到了控制。这一节清楚地宣称，通过战胜生命气、宾度和心意而获得知识，瑜伽士可以获得解脱。那些宣称已经获得了瑜伽而没有控制住生命气、宾度和心意的人，他们在误导人，他们并不知道瑜伽的真实本性。斯瓦特玛拉摩的这本著作告诉那些被多种道路迷惑了的人，什么才是正确的道路。（见本书 I/3）通过这一节的陈述，他警告人们要保持警惕，要小心提防那些号称成就了瑜伽、但却没有达致上面提到的那些状态的所谓瑜伽士。

इति स्वात्मरामविरचितायां हठयोगप्रदीपिकायां चतुर्थोपदेशः
iti svātmārāmaviracitāyāṃ haṭhayogapradīpikāyāṃ caturtho' padeśah

斯瓦特玛拉摩撰写的《哈达瑜伽之光》第四章就此结束。

哈达瑜伽之光
Hatha Yoga Pradipika

附 录

第五章 瑜伽治疗

现在讲解第五章。

第1节

प्रमादी युज्यते यस्तु वातादिस्तस्य जायते ।
तद्दोषस्य चिकित्सार्थं गतिर्वायोर्निरूप्यते ।।१।

pramādī yujyate yastu vātādistasya jāyate /
taddoṣasya cikitsārthaṃ gatirvāyornirūpyate// 1 //

即使瑜伽练习者知道瑜伽练习的正确技巧，他们也会犯错误，也会遇到机体功能不正常的问题或者瓦塔[①]运动的问题。这里，为了治疗由瓦塔体液引发的不平衡，我（斯瓦特玛拉摩）将描述体内瓦予[②]的运动过程。

印度医学阿育吠陀发端于《阿闼婆吠陀》（*Atharva Veda*）。《阿闼婆吠陀》是四个吠陀中的第四个也是最后

① Vāta，在阿育吠陀中，是三道夏（Tridosas）之一，它由五大元素中的风和空构成。主导元素是风，简便起见，也可以直接用风来表达。——译者注

② Vāyu，由风元素构成。有时，直接翻译成风。——译者注

一个吠陀，包含对不同学科的描述，生命科学即阿育吠陀是其中的一个学科。人们也相信，《遮罗迦本集》(*Charak Saṃhitā*)[①] 这一医学文本是由仙人帕坦伽利撰写的。据说，帕坦伽利撰写了三个伟大的文本，阿育吠陀文本是其中的一个。在向仙人帕坦伽利致敬时，我们唱诵：

Yogena cittasya, padena vācāṃ, malaṃ śarīrasya ca vaidyakena /

Y'pākarottaṃ pravaraṃ munīnāṃ, patañjaliṃ prañjalirānato'smi //

我向圣人帕坦伽利致敬。

通过瑜伽，他给了我们消除心意不纯的方法；

通过文法，他给了我们消除言语不纯的方法；

通过阿育吠陀，他给了我们消除身体不纯的方法。

这一唱诵只是肯定了瑜伽系统的创立者和阿育吠陀也具有密切的关系，人们在瑜伽治疗中发现了作为参考文献的阿育吠陀这一事实进一步强化了这一关系。

这一附录，即人们认为的《哈达瑜伽之光》第五章，主要和因为体内的瓦予（Vāyu）功能失调引发的问

① 这是一种说法，一般认为《遮罗迦本集》的作者是遮罗迦(Charak，英语中也写成 Charaka)。——译者注

题有关。这暗示着这一章所提供的治疗方法和不恰当的调息练习有关。在本书第二章中，斯瓦特玛拉摩已经清楚阐明了正确的调息练习可以消除许多疾病，而不恰当的调息练习则会产生疾病。(《哈达瑜伽之光》2：16)

但是，如果因为不恰当的瑜伽练习即不恰当的调息生了病，那么，在经由瑜伽治疗之前，就有必要知道瓦予（风）在体内的运动过程。所以，这一节描述瓦予（风）的运动，也描述因为它不恰当的运动而产生的疾病及其治疗。

这里使用的 pramādī 一词，意思是“疏忽”“大意”“不注意”“掉以轻心”“不恰当”。它提醒我们在练习调息时要非常谨慎。

第 2 节

वायोरूर्ध्वं प्रवृत्तस्य गतिं ज्ञात्वा प्रयत्नतः ।
कुर्याच्चिकित्सां दोषस्य द्रुतं योगी विचक्षणः ।।२।।

vāyorūrdhvaṃ pravṛttasya gatiṃ jñātvā prayatnataḥ /
kuryaccikitsāṃ doṣasya drutaṃ yogī vicakṣaṅaḥ // 2 //

深入了解瓦予向上自然运动（这一倾向）之后，聪明的瑜伽练习者应该立刻就会开始治疗因瓦塔体液的失调而引起的疾病。

这一节清晰阐明了瓦塔具有向上运动的倾向。我们知道，身体健康主要由卡法（Kapha）、皮塔（Pitta）和瓦塔之间平衡的功能来维系。Kapha 一词，英语中通常翻译成“痰（Phlegm，黏液）”；Pitta 一词，翻译成“胆汁”；Vāta 则翻译成“风”。然而，我们不应该忘记，在阿育吠陀中，瓦塔、皮塔和卡法（即三道夏，Tridoṣas）是我们体质构成的精微成分。我们可以发现它们在痰、胆汁和风中的粗糙形式。因为风非常轻，它拥有向上运动的自然倾向。并且，当风移动时，它会进入身体中的其他部位。

瓦予（风）一词，直接暗示了应该立即治疗由瓦塔或风的功能失调而引发的疾病。据说，如果不能及时正确地治疗，可能就会导致其他的并发症。

第3节

तलपादनाभिदेशे वातस्थामुदीरितम् ।
आाभेर्हृदयं यावत् पित्तकोष्ठं प्रकीर्तितम् ।।३।।

talapādanābhideśe tu vātasthānamudīritaṃ /
ānābherhṛdayaṃ yāvat pittakoṣṭhaṃ prakīrtitam // 3 //

据说，从脚底到肚脐是瓦塔的所在之地，从肚脐到心脏是皮塔的所在之地。

第4节

हृद्देशादूर्ध्वकायस्तु श्लेष्मधातुरिहोच्यते ।
इति त्रयाणां धातूनां स्वं स्वं स्थामुदीरितम् ।।४।।
hṛddeśādūrdhvakāyastu śleṣmadhāturihocyte /
iti trayāṇāṃ dhātūnāṃ svaṃ svaṃ sthānamudīritam // 4 //

心脏以上则是卡法的所在之地。这三个达图[①]在体内都有明确的位置。

在阿育吠陀文本中，在人体中可以发现的卡法、瓦塔和皮塔，通常被描述为生物能量，一般称为 doṣa。根据阿育吠陀文本，我们难以看清人体中从 A 点到 B 点就是某个特定道夏的所在之地。它们主宰着整个身体和心意。

三个道夏源自五大元素，瓦塔源自空和风，皮塔源自火和水，卡法则源自水和地。这五大元素之间的平衡，以及三个道夏之间的平衡，确保我们身心健康，而它们之间的失衡则是疾病的根源。

不过，我们发现也有不同的描述。这里每个道夏所确定的位置与阿育吠陀文本中所确定的位置并不完全一致。在阿育吠陀中，瓦塔、皮塔和卡法都有它们身体和心理大体的特征；而皮塔则还有它的独特性，它在身体

① Dhatus，身体的组织。——译者注

中的位置也得到了描述，据说，它位于小肠、胃、肝、脾、胰腺和血液中。根据瓦塔、皮塔和卡法在本文本中所描述的位置，我们可以说，皮塔的所在之地（即从肚脐到心脏的区域）和阿育吠陀所描述的位置是相匹配的。

现在，为了逻辑地理解《哈达瑜伽之光》所确立的瓦塔、皮塔和卡法的位置，我们可以运用我们典型的生活经验。无论何时，当我们腿疼或膝盖疼、腰疼的时候，通常我们会说“这是因为瓦塔道夏”。我们绝不会说这疼痛是因为卡法或皮塔。因此，这就证明了瓦塔处在从脚底到肚脐的区域。类似地，卡法问题绝大部分发生在心区以及心脏以上的区域，因此说卡法处于心脏及其以上的区域似乎也是正确的。①

第5节

प्रमादाद्योगिनो वायुरुन्मार्गेण प्रवर्तितः
तदा मार्गमनासाद्यग्रन्थीभूत्वावतिष्ठते ।
तदा नानाविधा रोगा जायन्ते विघ्नकारकाः ।।५।।

pramādādyoginovāyurunmārgeṅapravartitaḥ /
tadā mārgamanāsādya granthībhūtvāvatiṣṭhate//
tadā nānāvidho rogā jāyante vighnakārakāḥ // 5 //

---

① 关于三个道夏（瓦塔、皮塔和卡法）的具体位置，可以参见王志成编著的《阿育吠陀瑜伽》（四川人民出版社 2018 年版）。——译者注

瑜伽练习不当而引发瓦予（或者普拉那—瓦予）走偏，这时，由于瓦予找不到合适的路径，就拥堵在身体的某个点上，结果引发各种疾病，反过来阻碍瑜伽的练习。

Unmārga，实际是指“不合适的路径”或“缺乏合适的路径”，但是，这里增加了一个意思，即“向上，并找不到路径”。瓦塔具有一种向上运动的自然倾向。在脚底和肚脐之间的瓦塔，当它开始运动时，它只是向上运动，它要么进入皮塔所在的区域，要么进入卡法所在的区域。风向上运动进入了皮塔或卡法所在的区域，但没有找到运动的路径，这时，瓦塔就会在那里积累，从而引发皮塔或卡法区域的各种疾病。这些疾病，不仅阻碍瓦塔的运动，它们也阻碍瑜伽的进步。

第6节

तेषां चिकित्सां वक्ष्यामि यथोक्तां तन्त्रवेदिभिः ।।६।।

teṣāṃ cikitsāṃ vakṣyāmi yathoktāṃ tantravedibhiḥ // 6 //

现在，我来描述这些疾病的治疗，这些治疗方法也是知道该技术的人所讲述的。

这里提出的是治疗由于不正确的普拉那—瓦予运动所引发的疾病的治疗方法。作者已经提出，这些治疗仅仅只是通过瑜伽的练习来达成——注意到这一点非常重要。第 6 节之后，作者提出了因为瓦予在皮塔或者瓦予在卡法区域的积累所能引发的疾病，以及用什么样的瑜伽方法可以消除这些疾病。

第 7 节

उन्मार्गं प्रस्थितो वायुः पित्तकोष्ठे यदा स्थितः ।
हृच्छूलं पार्श्वशूलं च पृष्ठशूलं च जायते ।।७।।

unmārgaṃ prasthito vāyuḥ pittakoṣṭhe yadāsthitaḥ /
hṛcchūlaṃ pārśvaśūlaṃ ca pṛṣṭhāśūlaṃ ca jāyate // 7 //

瓦予向上运动到达皮塔所在的区域，因找不到自身的路径，就在该区域积聚（即在肚脐与心脏之间）。积累的瓦予导致胸部和两侧疼痛，也导致后背（脊柱）疼痛。

我们都有因为瓦予走偏而引发两侧、后背疼痛的经验。为了治疗它们，我们首先要纠正我们的姿势，以便瓦予可以自由运动。但是，当我们因为不当的瑜伽练习，尤其是不当的调息而引发疾病时，我们就需要给予特殊的护理。基于此，这里提出了针对诸如此类疾病的瑜伽治疗。

第8节

तैलाभ्यङ्गं तदा पथ्यं स्नानं चोष्णेन वारिणा ।
सघृतं पायसं भुक्त्वा जीर्णेऽन्ने योगमभ्यसेत् ।।८।।

tailābhyaṅgaṃ tadā pathyaṃ snānaṃ coṣṇena vāriṇā /
saghṛtaṃ pāyasaṃ bhuktvā jīrṇe'nne yogamabhyaset // 8 //

在这种情况下，瑜伽行者应该用油①涂满全身，之后，温水沐浴。沐浴后，要吃米布丁②，同时喝下充足的酥油。食物消化后，应该练习瑜伽（作为治疗的一部分）。

这一治疗方法让我们想起阿育吠陀的治疗方法。在阿育吠陀五疗法中，治疗被分为三大部分——Purva karma（预备）、Pradhana Karma（治疗）和 Uttara Karma（后期处理）。这一节，要求病人首先治疗自己。

作为预备的步骤，经文告诉病人要在身体上涂油、温水沐浴以及特定的饮食。下一节，经文提出了病人治疗的主要步骤，即真正的瑜伽治疗。

---

① 这里没有特别指明用什么油。但我们可以依据阿育吠陀原则选用合适的油。——译者注

② Kheer，一种由牛奶和大米制成的食品。我们翻译成米布丁。——译者注

第 9 节

यस्मिन् यस्मिन् यदा देशे रुजा बाधा प्रजायते ।
तस्मिन् देशे स्थितं वायुं मनसा परिचितयेत् ।।९।।

yasmin yasmin yadā deśe rujā bādhā prajāyate /
tasmindeśe sthitaṃ vāyuṃ manasā paricintayet // 9 //

无论身体哪个部位出了问题，精神就集中在那个部位，专注于那个部位积累的瓦予。

正如前面所说的，疼痛是瓦予在那里积累的结果，因此，这里建议的是专注疼痛处所积累的瓦予。

第 10 节

एकचित्तो तद्ध्यात्वा पूरयेत् पूरकेण तु ।
निःशेषंरेचक कुर्यात् यथाशक्त्या प्रयत्नतः ।।१०।।

ekacittena taddhyātvā pūrayet pūrakeṇa tu /
niḥśeṣarecakaṃ kuryāt yathāśaktyā prayatnataḥ // 10 //

精神持续专注在那个地方所积累的瓦予，这时，要尽最大可能或者根据你的肺活量，做普拉卡[1]，即控制性的吸气，然后呼气。

---

① 梵文 Pūraka 音译。——译者注

这两点指导非常重要：

1. 吸气，尽最大可能呼气。这里并没有提及调息的练习，也没有建议吸气之后住气。这可能是因为，在这一练习中，鼻腔的控制不是一个重要的方面。所以，两侧鼻腔都可以吸气和呼气。这里，呼气非常重要。

2. 吸气时专注引发了麻烦的瓦予。

下一节解释了要专注于所积累的瓦予的背后原因。

第11节

बहुधा रेचकं कृत्वा पूरयित्वा पुनः पुनः ।
कर्षयेत् प्राक् स्थितं वायुं कर्णतोयमिवाम्बुना ।।११।।

bahudhā recakaṃ kṛtvā pūrayitvā punaḥ punaḥ /
karṣayet prāk sthitáṃ vāyuṃ karṇatoyamivāmbunā // 11 //

吸气、呼气，再一次吸气、呼气，一次又一次，用同样的方式，把积累的瓦予从身体中排出去，就好像在耳朵中滴入更多的水来排出进入耳朵中的水一样。

在这个文本中，这一节非常有趣。根据此节，身体中积累的瓦予可以通过瓦予本身排出去。可以把此法和从耳朵中排水相比，耳朵中的水可以通过水排出去。

专注于积累的瓦予，尽可能努力地呼气，这也产生相同的结果。在《格兰达本集》中，有关净化经脉调息法的文本中，也有相似的概念：

amṛtaṃ plāvitaṃ dhyātvā nāḍīdhautiṃ vibhāvayet

想象甘露渗出，经脉得到了净化（《格兰达本集》V/44）。

在耳朵里滴水把耳朵中的水排出去，这一技术甚至在今日印度的农村仍然普遍使用。同样的概念在这里也得到了使用。

第12节

प्रायः स्निग्धमाहारं च इह भुञ्जीत योगवित् ।
एवं शूलादयो रोगाः शाम्यन्ति वातपित्तजाः ।।१२।।

prāyah snigdhamāhāraṃ ca iha bhuñjita yogavit /
evaṃ śūlādayo rogāḥ śāmyanti vātapittajāḥ // 12 //

（之后，）瑜伽士应该吃柔软的食物。这样，就消除了由于瓦塔一皮塔问题，即瓦予在皮塔的区域不适当的运动而产生的疼痛和其他疾病。

这一节提醒我们阿育吠陀中普遍的后期处理。类似地，作者在这里提议要食用柔软的食物，以此来逐渐减轻因瓦予在皮塔区域积累而引发的疾病。

作者在这里使用的是“由于瓦塔和皮塔引发的疾

病”。显然，在皮塔区域积累的瓦予产生了这些特定类型的问题。

第 13 节

कफकोष्ठे यदा वायुर्ग्रन्थीभूत्वावतिष्ठते ।
हृत्कासहिक्काश्वासशिरः शूलादयो रुजाः ।
जायते धातुवैषम्यात्तदा कुर्यात् प्रतिक्रियाम् ।।१३।।

kaphakoṣṭhe yadā vāyurgranthībhūtvāvatiṣṭhate /
hṛtkāsahikkāśvāsaśiraḥ śūlādayo rujāḥ /
jāyante dhātuvaiṣamyād tadākuryāt pratikriyām // 13 //

当瓦予积累在卡法区域时，出现了三种道夏即瓦塔、皮塔和卡法的失衡，产生哮喘、打嗝、呼吸障碍以及头痛等等问题。知道了这一点，瑜伽行者就应该进行治疗。

这一节谈论在卡法区域积累的瓦予以及由此引发的问题。非常有趣的是，这节中提到的疾病名称，斯瓦特玛拉摩在《哈达瑜伽之光》第二章有关不恰当的调息练习的文本中也提到了。请参考《哈达瑜伽之光》第二章第 17 节，那一节提到了类似的一组疾病。

不过，《哈达瑜伽之光》第二章只是简单提及这些疾病是由于不恰当的调息所引发的。但在这里我们发现了更多的信息，即“瓦予在卡法区域积累”。

Prāṇāyāmena yuktena sarva rogakṣayo bhavet
正确的调息练习可以消除各种疾病。
（《哈达瑜伽之光》II/16）

我们在这里发现了治疗这些疾病的特殊方法。

第14节

सम्यक् भोजनमादायोपस्पृश्य तदनन्तरम् ।
कुम्भकं धारणं कुर्याद्द्वित्रिवारं विचक्षणः ।।१४।।

samyakbhojanamādāyopaspṛśya tadanantaraṃ /
kumbhakaṃ dhāraṇaṃ kuryād dvitrivāraṃ vicakṣaṇaḥ // 14 //

知道这一点的瑜伽行者，饮食量要适当，漱口后，就应该练习住气2到3次。

关于瑜伽治疗，这里给出的指导不是很明确，因为只提住气并不会把事情说清楚。然而，基于《哈达瑜伽之光》第二章所提供的陈述，这似乎是：住气一词涉及净化经脉调息法的练习（也包括《哈达瑜伽之光》中的住气），但是，斯瓦特玛拉摩并没有把净化经脉调息法视为八大住气法之一，所以，我们不能说这里推荐了净化经脉调息法。

第 15 节

एवं श्वासादयो रोगाः शाम्यन्ति कफपित्तजाः ।।१५ ।।

evaṃ śvāsādayorogāḥ śāmyanti kaphapittajāḥ // 15 //

这样，就平复了由卡法和皮塔引发的呼吸疾病。

出人意外的是，在皮塔区域引发的疾病被称为“瓦塔一皮塔”疾病，而在卡法区域引发的疾病被称为“卡法一皮塔”疾病。逻辑上来讲，“卡法一皮塔”疾病应该理解为“卡法一瓦塔”疾病。这可能是，用严格的阿育吠陀术语来说，发生在卡法区域的疾病是“卡法一皮塔”疾病。

第 16 节

भुक्त्वा पायससं चोष्णं क्षीरं वापि घृतप्लुतम् ।
वारुणीधारणां कृत्वा कुर्यात् सर्वाङ्गयन्त्रणम् ।।१६।।

bhuktvāpāyasasaṃ coṣṇaṃ kṣīraṃ vāpi ghṛtaplutam /
vāruṇīdhāraṇāṃ kṛtvā kuryātsarvāṅgayantraṇam // 16 //

吃热的并且添加了足够多“酥油”的米布丁之后，应该练习专注于水元素，并且控制四肢的运动。

这里再次以食用特定类型的食物提到了“预备”。

作者推荐了水元素专注（vāruṇī dhāraṇā）法。很难把对水元素的专注和提及的疾病联系在一起。而且，斯瓦特玛拉摩撰写的《哈达瑜伽之光》不包含对水元素专注的描述。在《高拉夏夏塔卡姆》（也可以翻译为《牧牛尊者百论》）和《格兰达本集》中，我们可以发现对水元素专注的描述。这不过是暗示了对水元素专注是一种高级练习。忍受病痛的人无法进行这样的专注。

因此，根据瑜伽文献，人们在精神上似乎要专注于水元素所在的身体部位，这有助于因瓦予在卡法区域的积累而引发的疾病之治疗。根据《高拉夏夏塔卡姆》，喉咙是水元素的所在之地。专注于喉咙的调息具有良好的效果。

第 17 节

एवं कुष्ठादयो रोगाः प्रणश्यति न संशयः ।
नेत्रे निमील्य कुर्वीत तिमिरादि प्रणश्यति ।।१७।।

evaṃ kuṣṭhādayo rogāḥ praṇaśyanti na saṃśayaḥ /
netre nimīlya kurvīta timirādi praṇaśyati // 17 //

这样，如麻风病一样的疾病也可以治疗。闭着眼睛做这种练习，能够消除夜盲症（或部分失明）。

第 18 节

वेपथुर्वातरक्तं च योगिनो जायते यदा ।।
यत्र यत्र रुजा बाधा तत्र वायुं विचिन्तयेत् ।।१८।।
vepathurvātaraktaṃ ca yogino jāyate yadā /
yatra yatra rujā bādhā tatra vāyuṃ vicintayet // 18 //

如果发生了身体震颤或血液感染，在这种情况下，无论问题出现在哪里，都应该专注那里的瓦予。

我们一定不要忘记，第 11 节所描述的调息方法运用在这里治疗上述经文提到的疾病。不过，接下来的一节进一步澄清了这一方法。

第 19 节

पूरयित्वा ततः सम्यक् पूरकेण विचक्षणः ।
धारयित्वा यथाशक्ति नाडीयोगेन रेचयेत् ।। १९ ।।
pūrayitvā tataḥ samyak pūrakeṇa vicakṣaṇaḥ /
dhārayitvā yathāśakti nāḍīyogena recayet // 19 //

正确并充分地吸气，然后，通过关闭两侧鼻腔，根据个体能力尽可能地住气。

第 20 节

सङ्कुच्याकर्षयेद्भूयः कूर्मवद्रेचकेन तु ।
चक्रवद्भ्रामयेद्वापि पूरयित्वा पुनः पुनः ।। २० ।।

saṅkucyākarṣayedbhūyaḥ kūrmvadrecakena tu /
cakravadbhrāmayedvāpi pūrayitvā punaḥ punaḥ // 20 //

然后，就如乌龟一样，通过收缩全身器官来呼气①，就好像气从身体所有的部位排出去了一样；或者，一再地吸气，并一再地旋转腹部。

旋转腹部似乎是类似瑙力（Nauli）的一种练习。然而，有一个基本的差异，通常瑙力是在完全呼气之后进行的。而这里说的是在吸气的状态下进行的。

第 21 节

उत्तााोऽथ समे देशे ततं कृत्वा तु विग्रहम् ।
प्राणायामं प्रकुर्वीत सर्वदोषप्रशान्तये ।।२१।।

uttāno'tha same deśe tataṃ kṛtvā tu vigraham /
prāṇāyāmaṃ prakurvīta sarvadoṣa praśāntaye // 21 //

为了纠正所有三个道夏的失衡，要仰躺在平整的地

① 核心的方法是通过收缩腹部肌肉带动器官内收。——译者注

上练习调息。

这里给出的是在睡眠姿势下练习调息的治疗。由此可以推出，作者推崇乌加伊住气法。在有关乌加伊住气法的文本中，斯瓦特玛拉摩写道：*gacchatātiṣṭ hatākāryaṃ ujjāyakhyaṃ tu kumbhakam*（无论走路还是坐着，都可以练习乌加伊住气法）。（《哈达瑜伽之光》II/53）

第 22 节

वैद्यशास्त्रोक्तविधिना क्रियां कुर्वीत यत्नतः ।
कुर्याद्योगचिकित्सां च सर्वरोगेषु रोगवित् ।।२२।।
vaidyaśāstrokta vidhinā kriyāṃ kurvīta yatnataḥ /
kuryādyogacikitsāṃ ca sarvarogeṣu rogavit // 22 //

疾病知晓者应该使用印度医学即阿育吠陀中所描述的或可用的方法，也要使用瑜伽疗法。

第 22 节提出疾病治疗应该结合瑜伽疗法以及阿育吠陀中所描述的疗法。

第 23 节

यत्र यत्र रुजा बाधा तं देशं व्याप्य धारयेत् ।।२३।।
yatra yatra rujā bādhā taṃ deśaṃ vyāpya dhārayet // 23 //

无论疾病出现在身体的哪个部位，都应该专注于那里的瓦予，并保持那个状态。

这一节并没有给出有关治疗的完整指导。我们可以从第 14 节得到帮助。但是，一个额外的信息值得注意。无论身体中什么地方感到疼痛或受到了扰乱，就专注那地方的瓦予——保持那状态，然后尽其所能地完全呼气。这样重复三、四次，就可以极大地减轻疼痛或扰乱。

第 24 节

भीतिबाधान्तरायेषु समुत्पन्नेषु योगवित् ।
यथाशक्ति प्रयत्नेन योगाभ्यासं विवर्धयेत् ।।२४।।
bhītibādhāntarāyeṣu samutpanneṣu yogavit /
yathāśakti prayatnena yogābhyāsaṃ vivardhayet // 24 //

在瑜伽练习的过程中，无论何时，每当恐惧升起、发生阻碍或冲突的时候，瑜伽士都应该根据能力增加练习。

实际上，第 22 节之后就应结束文本。第 23 节和第 24 节几乎是不必要的。

译后记

经过前后一年多的时间，终于译完了《哈达瑜伽之光》这部最具影响力的哈达瑜伽经典著作。这本书的出版是各种因缘聚合的结果，我们只是其中的部分参与者。

此书我手头有多个英译本，因为各种原因，最后没有采用：有的译本是因为不够完美，有的是因为翻译不够准确，还有的是因为版权问题。

在过去的几年中，瑜伽文化的倡导者郝宇晖与我多有交流。一次，我与她谈起我想翻译《哈达瑜伽之光》这本书及所遭遇的困难。郝宇晖突然想起印度有一位梵文专家兼瑜伽理论家 G. S. 萨海（G. S. Sahay）教授。萨海教授的博士生苏尼尔·夏尔马（Sunil Sharma）曾在她开办的瑜伽院担任过很长一段时间的瑜伽教学任务，与她有过非常好的合作。通过夏尔马博士，我们邀请萨海教授和他的弟子夏尔马一起重新翻译这部哈达瑜伽经典。萨海教授和夏尔马博士爽快地答应了，并根据他们的建议，采取经典的处理方式，就是书中保留梵文原文、梵文拉丁化、翻译以及注释。这样处理这部经典，不仅是对经典本身的尊重，也非常适合于人们对经典的感受，同时，对部分懂梵文的学者可以提供一个珍贵的文本。

《哈达瑜伽之光》是众多哈达瑜伽经典中最重要的一部，是哈达瑜伽独立发展成体系的重要标志。因此，翻译它对于促进人们理解古典哈达瑜伽具有重要的意义。对于广大瑜伽爱好者则是一个难得的经典文本，可以时时参考。关于瑜伽的概念和含义、哈达瑜伽的含义、哈达瑜伽文本及其传统、《哈达瑜伽之光》篇幅的争论、《哈达瑜伽之光》的写作年代和作者、《哈达瑜伽之光》的要旨、哈达瑜伽的历史等等，萨海教授都在本书《导论》中作了精彩阐发，这里不再重复。

2011 年对于中国的瑜伽界来说是比较特别的一年。当代杰出的瑜伽大士艾扬格（B. K. S. Iyengar）先生以 93 岁高龄访问了中国，参加了于 6 月 16 日在广州举行的中印瑜伽峰会，并进行了悉心的教学。他对哈达瑜伽有着自己独到的理解和实践，他的理解基于他在哈达瑜伽现代化进程中个人长期的实践和经验。他的访问将推动中国和印度之间在文化领域、尤其是在瑜伽文化领域的交流。在峰会上，我也呼吁，为了促进中印文化交流，丰富中华文明的文化内涵，我们需要翻译更多的瑜伽经典和瑜伽著作。《哈达瑜伽之光》无疑可以被视为我为这一呼吁作出的部分努力。

该书的翻译自始至终得到了至尊希瓦、圣者斯瓦特玛拉摩在灵性深处的加持和指导。我们也正是在翻译中不断深化对哈达瑜伽的理解的，并由此对内在自我及其探索途径有了更深的认识。这部哈达瑜伽经典在中华大地上以如此完美形式出现也是基于他们的慈悲和智慧。

令人高兴的是，在中国台湾，著名瑜伽士邱显峰先生翻译并注释过《哈达瑜伽经》。在本书的翻译中，这本书给我们提供了重要参考，在此要特别感谢。美国的布赖恩·达纳·埃克斯（Brian Dana Akers）的清晰译本《哈达瑜伽之光》，对我们也有不少参考价值，在此也要特别感谢。凯瓦拉亚答玛研究所斯瓦米·迪戈巴罗吉（Swami Digambaraji）编的《哈达瑜伽之光》，对我们也有重要的参考价值，在此也要特别感谢。另外，我们还辅助性地参考了其他三个不同时期出版的英译本。在翻译中，我们得到了很多朋友的鼓励和支持，特别是杭州市瑜伽健身协会的朋友们，如菊三宝女士；杭州多个瑜伽馆的朋友们，如于冬丽（冬冬）小姐、孙莉莉女士。感谢曹政硕士对译文中格式规范化所作出的努力。在翻译过程中，也得到田燕女士、王慕龄女士、王志宏女士、木婉清芷小姐、瑜伽士岚吉（Ranjay Kumar）的帮助，特此表示感谢。

本书的翻译工作主要是在杭州完成的。杭州真是个特别具有灵性的地方。不久前，杭州西湖成了世界文化遗产。这对于推进杭州各个方面的发展都很有意义，而对于杭州的瑜伽发展也无疑是一个好契机。杭州是一个充满灵性、神话传奇的地方，她的每一寸土地和每一种文化都是彼此连结的，也与历史连结，与世界连结。同样，《哈达瑜伽之光》的翻译就是在杭州的中印文化之间的联结。它促使中国和印度多一些联结，也帮助人们之间多一些联结。这个联结也是瑜伽中的应有之义。

感谢瑞诗凯诗瑜伽教练联盟副主席、优胜美地教学部研发总监阿诗士·毕斯特（Ashish Bist）为本书涉及的15种经典哈达瑜伽体位提供了示范图片。

这部瑜伽经典主要是由我和灵海博士一起完成的。灵海博士具有很强的逻辑思维和理解能力，在过去几年中，她跟我学习宗教哲学、瑜伽哲学和吠檀多哲学，这使得她对印度哲学文化传统有了比较深的领悟，这对于本书的翻译非常有意义。在此，要感谢她的合作和帮助。

本书的出版得到四川人民出版社大编辑汪瀰先生的大力支持。没有他的热诚、完美的校订和编辑，本书就不可能以这样的方式与读者见面。在过去十多年中，他为我编辑出版了十余部译著和著作，我心中充满感激。近年来，他编辑出版的《现在开始讲解瑜伽：〈瑜伽经〉权威阐释》，已经成为国内瑜伽界重要的参考书；而他编辑的《智慧瑜伽：商羯罗的〈自我知识〉》，则是国内第一部从全球化视角阐释商羯罗不二论思想的灵性作品。

这里还特别需要提请读者注意的是本书的体例和排版方式。正文每节首先排的是斯瓦特玛拉摩所著《哈达瑜伽之光》的梵文原文，其次是该经文的拉丁化梵文，再次用中文五号黑体字排版的文字是我们对两位译注者用现代英语翻译的经文的汉译文，最后用中文五号宋体字排版的文字，则是我们对两位译注者对经文所作的英文注释的汉译。

此外，由于本书内容涉及许多体系关于身体部位和能量的瑜伽术语，我们专门附了一幅瑜伽“人体精微能量系统图”，读者对照这幅图来阅读此书，相信会更容易地理解哈达瑜伽的体位、调息、身印及其他内容。

尽管我们已作出了最大的努力，但瑜伽思想博大精深，更由于我们的知识和能力的局限，错谬之处在所难免，如有不当之处，欢迎读者来电交流，以便再版时订正，我的电邮地址：dezxsd@126. com。

Om tat sat

王志成

2011 年 8 月 1 日于浙江大学

增订版后记

哈达瑜伽是当今瑜伽界主导性的瑜伽形式。《哈达瑜伽之光》是哈达瑜伽最为重要的经典。哈达瑜伽的练习者都会学习甚至研究这部经典。深入研读这部经典，对于我们正确理解哈达瑜伽，在瑜伽的道路上走稳走实并取得丰硕的成效非常重要。

为了让中国瑜伽界有一部中文版的《哈达瑜伽之光》，我们和萨海（G. S. Sahay）教授合作，翻译出版了中文注释版。本经典自 2012 年出版以来，已经印行 9 次，得到了瑜伽界的广泛好评。同时，在中国瑜伽界瑜伽人士的智慧反馈下，我们也在不断完善这部经典。

常见的《哈达瑜伽之光》一般只有四章，但也有版本是五章。第五章的内容，学术界认为不是斯瓦特玛拉摩所撰写的。但是，这部分内容和哈达瑜伽的关系非常密切，涉及瑜伽习练中，尤其是重要的调息练习中可能出现的问题，以及如何通过瑜伽本身的方法来进行治疗。我们和萨海教授希望把这部分内容也翻译出来，并进行简单的注释，以便更好地服务广大的中国瑜伽界人士。于是，有了这部增订版的《哈达瑜伽之光》。

和萨海教授的合作非常愉快，他精准地翻译了这部分经文。我们希望这一新版本可以给瑜伽界带来新信息和新气象。

感谢何朝霞女士的精心校对，使增订版《哈达瑜伽之光》在第一时间和读者见面。

希望读者喜欢并受益。

Hari Om

王志成

2018 年 8 月 21 日于浙江大学

瑜伽文库 YOGA LIBRARY | 已出书目

薄伽梵歌

【印】毗耶娑　著

【美】罗摩南达·普拉萨德　英译并注释

王志成　灵海　汉译　汪瀰审校　32开　定价: 46元

《薄伽梵歌》《哈达瑜伽之光》《瑜伽经》是三部重要的瑜伽经典，其中《薄伽梵歌》是印度文化的核心和精神内核，讨论了各种基本的宇宙论、人生论、实践论、瑜伽论问题，成为最受广大瑜伽爱好者推崇的瑜伽经典。《薄伽梵歌》已经有多个译本，这个译本更倾向于大众化，同时有精彩的注释，这些注释可以区别于其他版本，对于人们精神修养和瑜伽实践具有重要的指导价值。

智慧瑜伽——商羯罗的《自我知识》

【印】商羯罗大师　著

【印】斯瓦米·尼哈拉南达　英译

王志成　汉译并释论　32开　定价: 38元

《自我知识》是印度最著名的瑜伽大师、哲学家商羯罗之名著，被认为是智慧瑜伽的代表作。本书一方面对该书68节经文进行了精准的汉译和详细的注释，另一方面又通过对商羯罗思想的深入思考，结合当下世界的处境，从东西方跨文化的角度对这部著作进行了全面阐释，从日常生活的角度探索了印度智慧瑜伽传统和当今瑜伽哲学中的诸多问题。

爱的瑜伽：《拿拉达虔信经》及其权威阐释

【印】斯瓦米·帕拉伯瓦南达　著

王志成　富瑜　译　32开　定价：38元

经典的印度瑜伽体系包括行动瑜伽、智慧瑜伽、虔信瑜伽和胜王瑜伽。本书是一本论述虔信瑜伽的通俗读本。本书作者从现代人的视角，结合印度和西方古典哲学和宗教学知识，用最为通俗易懂的语言和生动有趣的古今故事，对《拿那达〈虔信经〉》九章共84条箴言，进行了详尽的注释讲解，从而阐明了虔信之道即虔信瑜伽是如何引导人达于印度哲学所言的最高境界即梵（神）我合一的，对于人们全面了解印度瑜伽体系以至印度文明具有重要的参考价值。

瑜伽喜乐之光：《潘查达西》之喜乐篇

【印】室利·维迪安拉涅·斯瓦米　著

【印】斯瓦米·斯瓦哈南达　英译

王志成　汉译并释论　32开　定价：40元

该书讨论了瑜伽喜乐的各个层面，从物质感官上的喜乐到知识的喜乐，再到非二元的喜乐，再到自我的喜乐，最后到中国人谈的天人合一的喜乐，印度则谈梵我一如的瑜伽喜乐。该书是第一次被译成中文，并由王志成教授权威注释。

瑜伽的力量

王志成　著　32开　定价：36元

是瑜伽界知名学者、浙江大学王志成教授关于瑜伽智慧的演讲集，涵盖了联结、整合、自我、灵性、梵、存在、智慧、喜乐等大瑜伽起始至今的全面信息，主要从人的五鞘与不同类型的瑜伽的对应关系、瑜伽哲学的身心灵三重健康观念以及通过现象层面阐明梵我合一的三个标准三个方面，阐述了广义瑜伽的观念。在这苍茫幻化的世界，脆弱的生命到底安于何处？作者带给不确定尘世中漂浮的灵魂以内在力量。

瑜伽之海

王志成　著　32开　定价: 38元

本书为作者关于瑜伽的研究文章，从不同角度揭示了瑜伽喜乐的秘密，并让深奥的理论变成大众化的实践。书名《瑜伽之海》暗示瑜伽并不是狭义的体位，而是包含了深度的内容，关注人的身心灵整体健康，具有悠久的历史传统，并与时俱进，在当代依然有不断的发展。“瑜伽之海”也暗示本书把人引向一个巨大的瑜伽文化海洋，而不是一个偏狭的瑜伽理解。

瑜伽是一场冒险

王志成　著　32开　定价: 40元

本书为作者关于瑜伽究竟是什么、怎样练习瑜伽、瑜伽将会把人们带往何处等问题所做的探究，从哲学高度解读了瑜伽的意义和价值，从养生的角度解释了瑜伽练习的原则及其注意事项，带领读者一起通过持续地自我探究来达成生命的自我更新和自我的升扬——整理你的瑜伽，过一种主动的生活，在你那有限的人生里美好，体验一场灵魂的冒险和升华。

《瑜伽经》讲什么

【印】岚吉　著

朱彩红　译　32开　定价: 52元

本书在掌握丰富的资料基础上，试图从哲学概念、心理学概念和修习概念三个方面梳理和阐述瑜伽经典《瑜伽经》195句经文蕴含的核心概念及其逻辑顺序，帮助广大瑜伽修习者和爱好者澄清《瑜伽经》的核心概念和思路，从而更好地理解《瑜伽经》的内容，进而更好地理解瑜伽修习，获得永恒的平静、满足、快乐。本书也是中国瑜伽研究者进一步的研究难得的参考资料。

吠陀智慧

【印】马赫什·帕布　著

王志成　曹政　译　32开　定价: 30元

吠陀科学是人类最重要的知识体系。它不仅提供关于我们真我（True Self）的知识，也提供我们生活在其中的意识宇宙的知识；它揭示自然与自然法则的秘密。本书以易于理解的方式呈现吠陀的智慧，每一章都提供了一个关于吠陀生活的不同视角，而每一视角都是一扇门，让人们通过内在的深度反思和对外部自然的深入关照，得以理解关于“我们真正是谁”这一主题，使瑜伽习练和教学具有正确的方向。

阿育吠陀瑜伽

王志成 编著

本书结合阿育吠陀的医学思想和实践理念，在5000年历史的瑜伽之根基础上，揭示身体健康和心灵完整的当代瑜伽之路，让我们的身体更科学地得到锻炼，让我们的心灵更完整地得到滋养！阿育吠陀瑜伽重点考虑个体和个体之间的体质之差异，是我们当下现代瑜伽2.0版，有助于我们科学地管理自己，并减少瑜伽伤害。

瑜伽梵语实用手册

王东旭、吴华军　编，唐琨、周玲　审校，王骢颖　绘　定价: 42元

梵语是世界语言宝库的一支，是世界上最精准但最难学的语言之一。随着瑜伽的普及和发展，作为瑜伽经典所用文字的梵语重新在瑜伽领域焕发新生。本书将瑜伽经典学习、瑜伽文化学习、瑜伽哲学学习及瑜伽各种习练法中的词汇进行分类整编，并把每个梵语字母的认读写作为入口。这样既可以帮助零基础的朋友入门梵语，亦可以作为瑜伽精进修习者日常梵语学习的标准参考手册。

喜乐瑜伽

王志成　演讲　王东旭　整理　乌小鱼　绘画　32开　定价: 38元

本书内容来自王志成教授第一次通过微信传达瑜伽思想和实践的尝试，专门绘制的漫画则将书中的哲学思想进行了艺术表达。本书为读者提供了一种轻松有趣的方式了解：瑜伽的各种喜乐含义，瑜伽喜乐的实践；瑜伽冥想的原理、OM冥想、SOHAM冥想等多种冥想方式和实践指导；涉及全球化时代瑜伽的新景象，瑜伽和体育、哲学、宗教之间关系，瑜伽和儒道关系等。